現代病の原因「腸モレ」を修復する
スーパーオリゴ糖のチカラ

監修
神戸大学医学部
客員教授　寺尾啓二

著者
医学博士　古根隆広

はじめに

最近、コロナ禍の影響もあって、免疫力に関する書籍がたくさん書店に並ぶようになりました。そして、免疫細胞の70％は腸に集まっていると言われていることもあり、免疫力を高めるための方法論の一つとして、腸内環境を整える方法についての書籍も増えてきているように感じます。

本書では、腸内環境の乱れの一つの状態である、腸のモレ(漏れ)を意味するリーキーガットに着目しています。ちなみにリーキーガットは英語で"leaky gut"と書き、"leaky"は漏れを意味する英語"leak"の形容詞で、"gut"は腸を意味します。リーキーガットは、腸のバリア機能が正常に働かなくなり、腸内の有害物質などが体内に漏れてくる状態のことです。健康な腸はバリア機能を持っており、有害物質が体内に漏れないようになっていますが、ストレスや生活習慣が乱れたり、抗生物質や食物アレルゲン、そして、人工的に合成された食用乳化剤(合成乳化剤)を摂取すると、腸のバリア機能がうまく働かなくなり、リーキーガットになっていきます。そして、現在、70%もの日本人がこのリーキーガットの状態にあるのです。リーキーガットは、即座に死に直結するわけではありませんが、免疫力の低下、アレルギーの発症や悪化、認知症の促進、過敏性腸症候群、大腸炎などを含め、様々な症状や病気に関係する重要な問題です。

最近、現代病という言葉を耳にする機会が多くなりました。現代病とは、現代社会における生活習慣の変化や環境汚染、ストレスの増大などに伴った種々の病気のことをいい、アレルギーや糖尿尿、メタボリックシンドローム、過敏性腸症候群などが例として挙げられます。この現代病の原因は、リーキーガットを生じさせる原因でもあるため、これらは密接に関係しています。ここでは、現代の食生活の特徴の一つ、加工食品に利用される合成乳化剤とリーキーガットの関係に焦点を当てています。

近年、加工食品を食べる機会が非常に多くなりましたが、その多くの加工食品には乳化剤が使われています。しかし、近年の研究により、食用乳化剤の中でも合成乳化剤は、腸内環境や腸が持つバリア機能を破綻させてリーキーガットを引き起こす可能性があることが指摘されています。つまり、合成乳化剤を含む食品を日常的にたくさん食べることはリーキーガットのリスクを高める可能性があります。このリスクを下げるためには、合成乳化剤が入っている加工食品を食べないことが最も有効な解決手段ですが、著者を含め、多くの人にとってコンビニやスーパーマーケット等で販売されている加工食品はあまりにも身近でなくてはならないものになっています。

本書では、合成乳化剤を摂取することによるリーキーガットのリスクを回避する手段として、オリゴ糖の一つであるαオリゴ糖の利用を提案しています。αオリゴ糖は優れたプレバイオティクス（腸内の善玉菌のエサになる糖質）であり、腸内環境を整え、腸のバリア機能を保護する働きを持ちます。さらに、αオリゴ糖は特殊なオリゴ糖であるため、食用油と水を混ぜる作用を持ち、その作用を生かした食品のレシピについても紹介していきます。αオリゴ糖はスーパーオリゴ糖と呼ばれることがあります。その理由は、αオリゴ糖が他のオリゴ糖よりも高い腸のバリア機能改善作用を持つだけでなく、さらに、他のオリゴ糖にはない機能として乳化剤の代替利用ができる機能を持ち合わせているためです。本書を通じて、今一度食生活を見直すきっかけになれば幸いです。

目次

はじめに

第1章　食用乳化剤の腸のバリア機能への影響

1　腸のバリア機能　12
2　腸のバリア機能が破綻して起こる〝リーキーガット〟　15
3　リーキーガットの原因　18
4　乳化剤とは　20
5　天然型の乳化剤と合成乳化剤　22
6　合成乳化剤による腸のバリア機能の破綻　22

第2章　難消化性オリゴ糖『αオリゴ糖』による腸のバリア機能の保護

1　合成乳化剤による腸のバリア機能の破壊に対するαオリゴ糖の保護効果　30
2　オリゴ糖とは　32
3　環状オリゴ糖とαオリゴ糖　34
4　プレバイオティクスとは　38
5　腸内細菌叢と腸内環境について　40
6　腸のバリア機能への腸内環境の影響について　44
7　αオリゴ糖の腸内環境改善作用　46
8　αオリゴ糖のムチンとIgA分泌促進作用　48
9　αオリゴ糖による腸管膜保護作用　50
10　αオリゴ糖のその他の健康維持・増進作用　52

第3章 『αオリゴ糖』の乳化作用とレシピ集

1 乳化剤を摂らないためのαオリゴ糖 56
2 αオリゴ糖の乳化作用 57
3 αオリゴ糖によるタンパク質の気泡安定化作用 58
4 αオリゴ糖の乳化や気泡安定化作用が利用できる食品 60
(1)マヨネーズ様ドレッシング 62
(2)ホイップクリーム 65
(3)アイスクリーム 67
(4)ソーセージ(フランクフルト) 68
(5)パン 70
(6)エッグフリーのケーキ 73
(7)マカロン(メレンゲ含有食品) 76
(8)脂肪無添加のムース状食品 77

さいごに　80

カバー絵・イラスト　鈴木俊彦

第1章　食用乳化剤の腸のバリア機能への影響

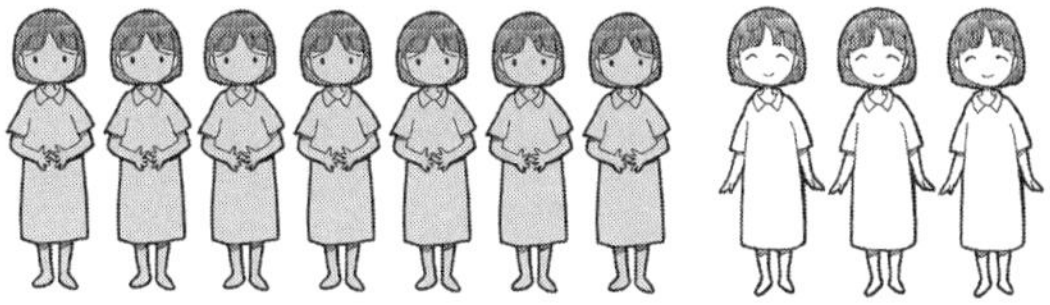

現代人の7割がリーキーガット？

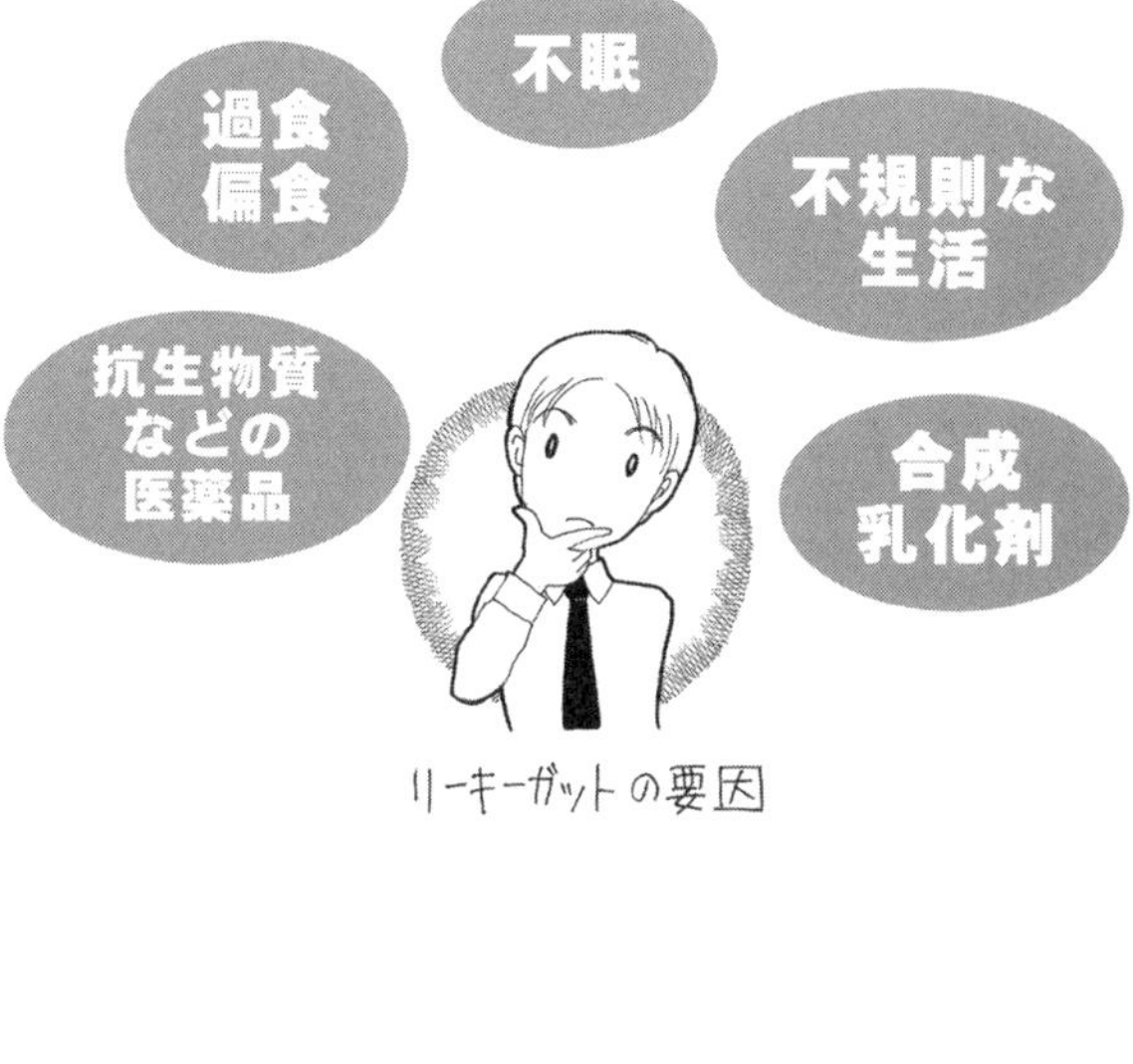
不眠
過食
偏食
不規則な
生活
抗生物質
などの
医薬品
合成
乳化剤

リーキーガットの要因

1　腸のバリア機能

腸は食事成分や腸内細菌、有害物質、病原菌などと接していて、体の内側にありながら外部からの影響を強く受けます。腸はこれらの外部からのストレスから自身を守るために三つのバリア機能を持っています**（表1）**。

一つ目は腸内細菌叢（腸内フローラ）です。腸内フローラは病原性細菌を排除したり、有害物質を分解するなど環境バリアとして働いています。

二つ目は、T細胞やB細胞などの免疫細胞やディフェンシンなどの抗菌ペプチド、免疫グロブリンA（IgA）です。腸には免疫細胞の70％が集まっていると言われていますが、これらは生物学的バリアとして働いています。

最後の三つ目として、腸管膜や粘膜層（ムチン層）が物理的バリアとして病原性細菌や有害物質の侵入を妨げています。粘膜層は有害物質が腸管膜細胞に近づくのを妨げ、腸管膜は腸管上皮細胞とその細胞同士をつなぐ接着タンパク（タイトジャンクション）によって異物が体内に侵入しないよう強固な構造を形成しています。

これら三つのバリアは互いに影響しながらバリア機能を維持しています。

表1　腸が持つ３つのバリア機能

バリアの種類	関連する細胞や分子	働き
環境バリア	腸内細菌	病原菌の排除
	腸内細菌代謝物（短鎖脂肪酸）	バリア機能の向上
生物学的バリア	免疫細胞	菌やウイルスを直接攻撃 抗体の産生
	免疫グロブリンA（IgA）	菌やウイルス、有害物質に接着し、排泄を促す
	抗菌ペプチド	菌を直接攻撃
物理的バリア	ムチン	物質の拡散を防ぐ
	腸管上皮細胞	細胞同士が密に接着し、物質の体内への流入を防ぐ

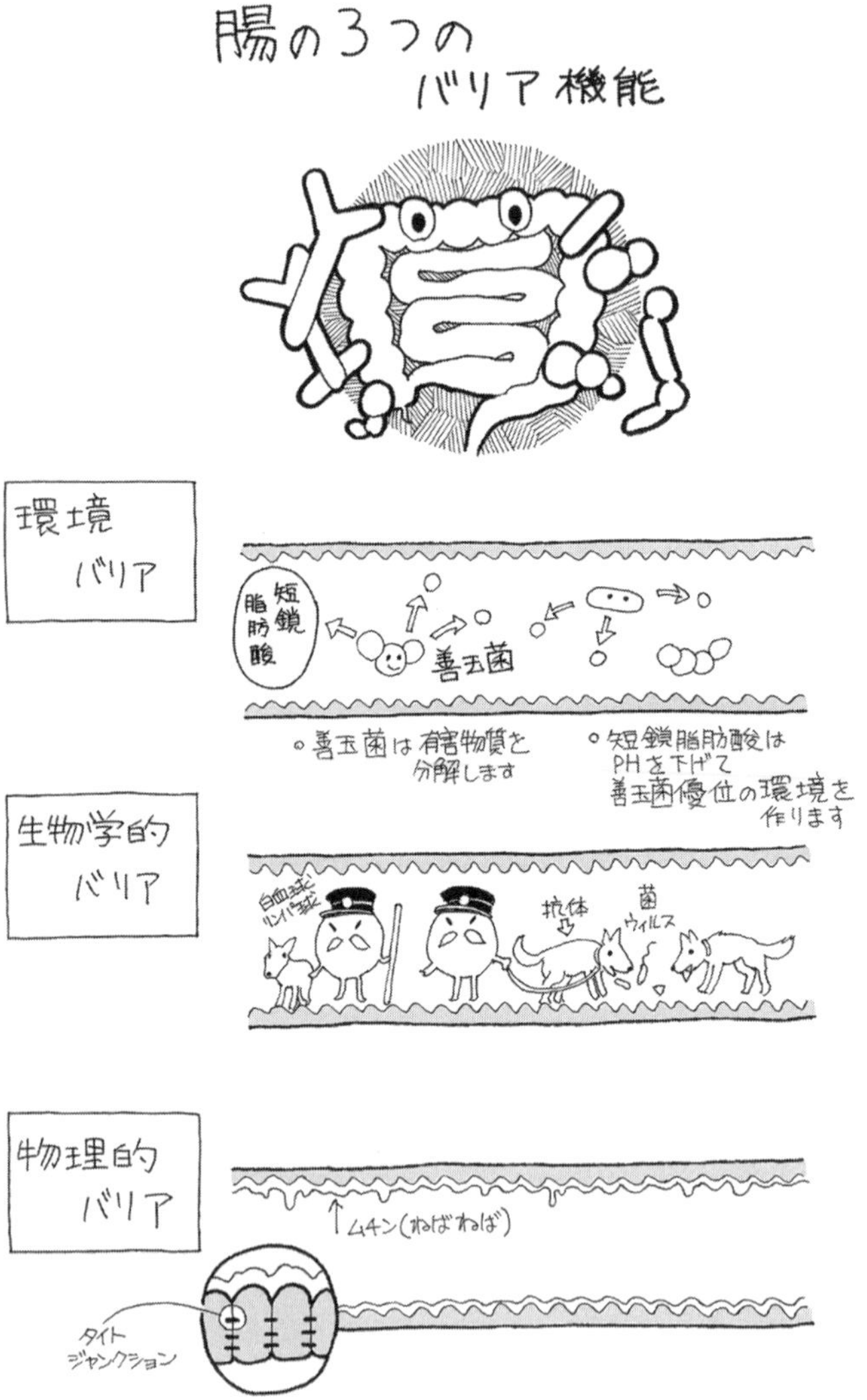
腸の3つのバリア機能
環境バリア
短鎖脂肪酸
善玉菌
◦善玉菌は有害物質を分解します
◦短鎖脂肪酸はPHを下げて善玉菌優位の環境を作ります
生物学的バリア
白血球
リンパ球
抗体
菌
ウィルス
物理的バリア
ムチン(ねばねば)
タイトジャンクション

2　腸のバリア機能が破綻して起こる〝リーキーガット〟

最近、この腸のバリア機能が弱ると起こる〝リーキーガット〟という言葉が知られるようになってきました。

〝リーキー（Leaky）〟は英語で〝漏れる〟という意味を持つリーク（Leak）の形容詞、〝ガット（Gut）〟は英語で腸のことをいいます。

つまり、リーキーガットとは腸のバリア機能が破綻し、腸管に穴が開き、本来であれば腸から排除されるべき有害な異物（病原性細菌、ウイルス、タンパク質など）が腸管から体内、血中に漏れ出す状態にある腸のことをいいます（**図1**）。

このリーキーガットの状態が続くと異物が体内に流れることによって、体内の様々な部位で炎症が起こり、腸では潰瘍性大腸炎などの炎症性腸疾患を発症し、腸以外では糖尿病や肥満などの生活習慣病やガンやアレルギー性疾患の進行に悪い影響を与えることがわかってきています。

リーキーガット（漏れる腸）
免疫低下
ポリ
ポリ
アレルギー性鼻炎
アトピー性皮膚炎
気管支ぜんそく
食物アレルギー

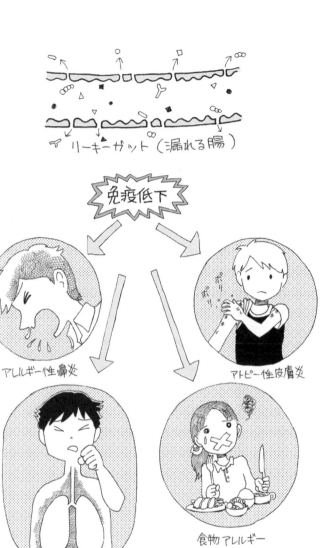

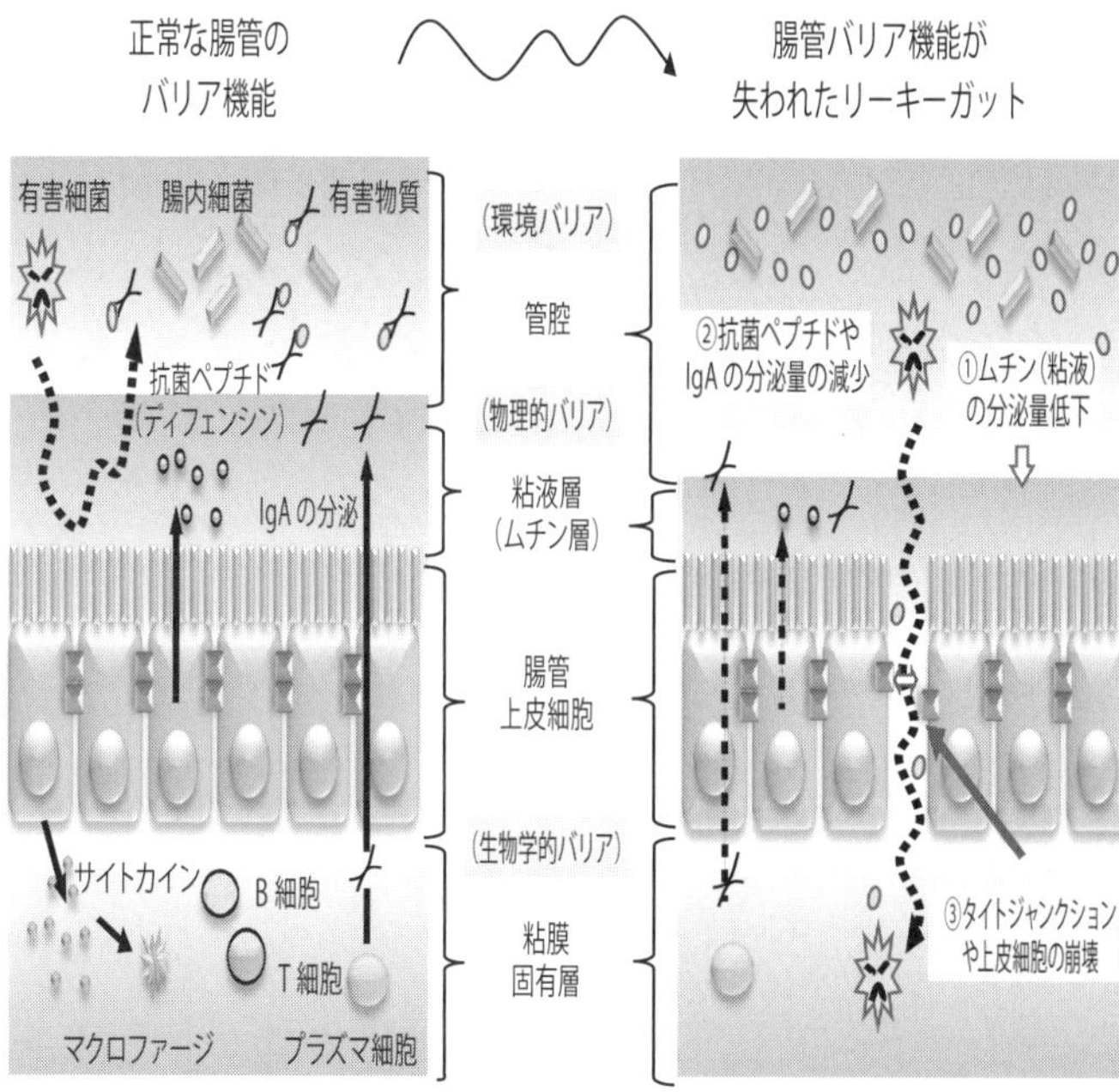
正常な腸管の
バリア機能
腸管バリア機能が
失われたリーキーガット
有害細菌
腸内細菌
有害物質
抗菌ペプチド
(ディフェンシン)
IgAの分泌
サイトカイン
B細胞
T細胞
マクロファージ
プラズマ細胞
(環境バリア)
管腔
(物理的バリア)
粘液層
(ムチン層)
腸管
上皮細胞
(生物学的バリア)
粘膜
固有層
②抗菌ペプチドや
IgAの分泌量の減少
①ムチン(粘液)
の分泌量低下
③タイトジャンクション
や上皮細胞の崩壊

図1　正常な腸の構造とリーキーガット

日本では、アトピー性皮膚炎、アレルギー性鼻炎、気管支喘息など、さまざまなアレルギー症状を持つ人が年々増えています。現在では二人に一人がなんらかのアレルギー症状を持っているとも言われていますが、腸内細菌の乱れやリーキーガットは免疫力を低下させ、アレルギー性の諸症状を引き起こしたり、悪化させる可能性があります。

3　リーキーガットの原因

現代人の70％はリーキーガット状態にあるとも言われていますが、腸のバリア機能は日常生活の様々な要因で崩れます。

例えば、過食や偏食、不眠などの不規則な生活、精神的ストレス、アスピリンや抗生物質などの医薬品の服用、そして、人工的に合成された食用乳化剤（合成乳化剤）の摂取などが要因として挙げられます。

そのため、リーキーガットを防ぐためには、規則正しい食事と生活習慣、精神的ストレスがなるべくかからない社会活動、さらには、抗生物質等の医薬品に頼らないように、健康を維持していくことが重要です。

しかしながら、忙しい現代人において、規則正しい食生活は簡単ではなく、多くの人が調理を必要としない、もしくは簡単に調理できる加工食品や加工されたお菓子を日常的に利用しています。その加工食品の多くには人工的に合成された合成乳化剤が含まれています。

この合成乳化剤は腸管バリア機能の破綻や食物アレルギー、さらには肥満や糖尿病などにも関係していることが、最近の研究によって明らかにされています。

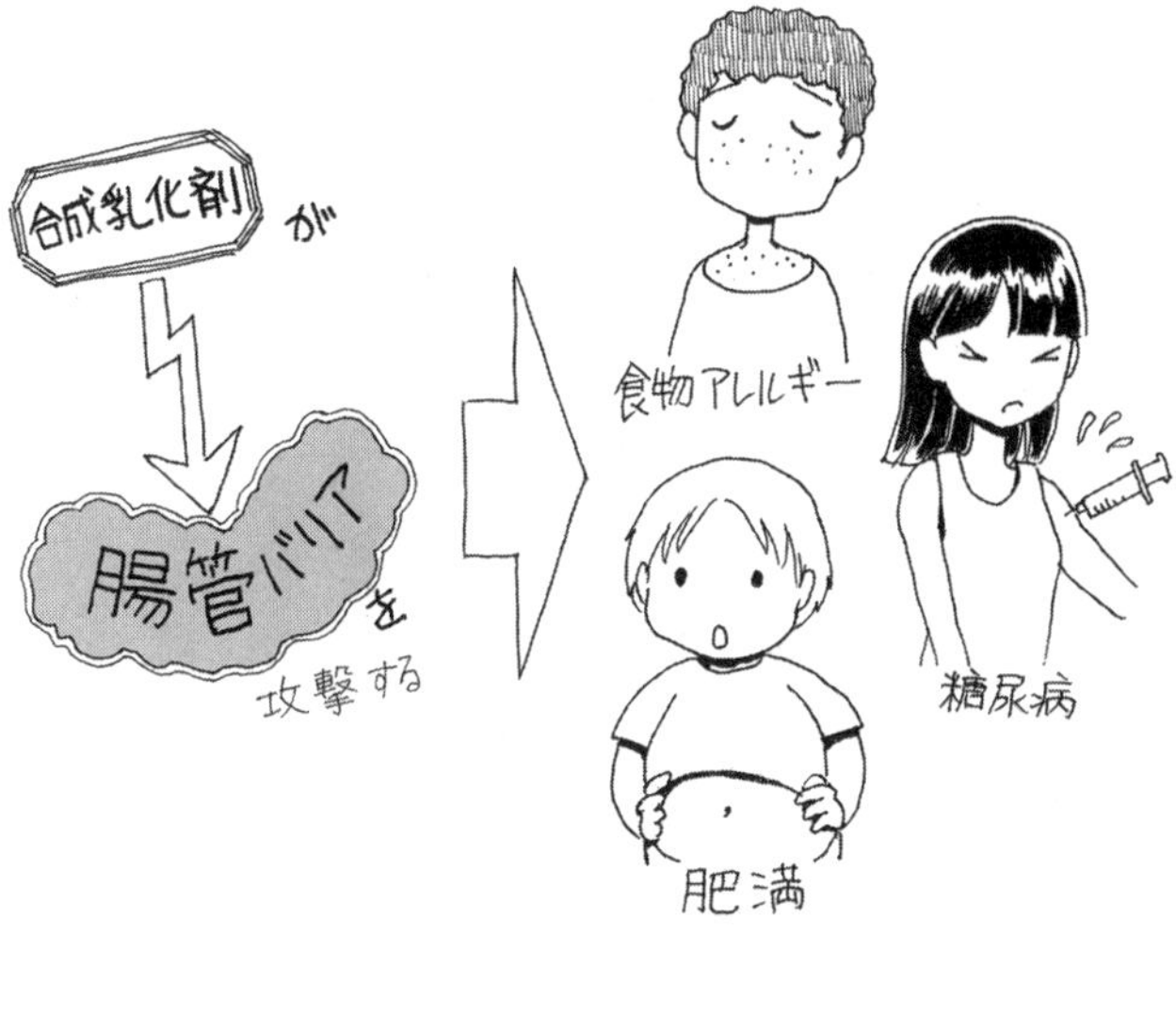

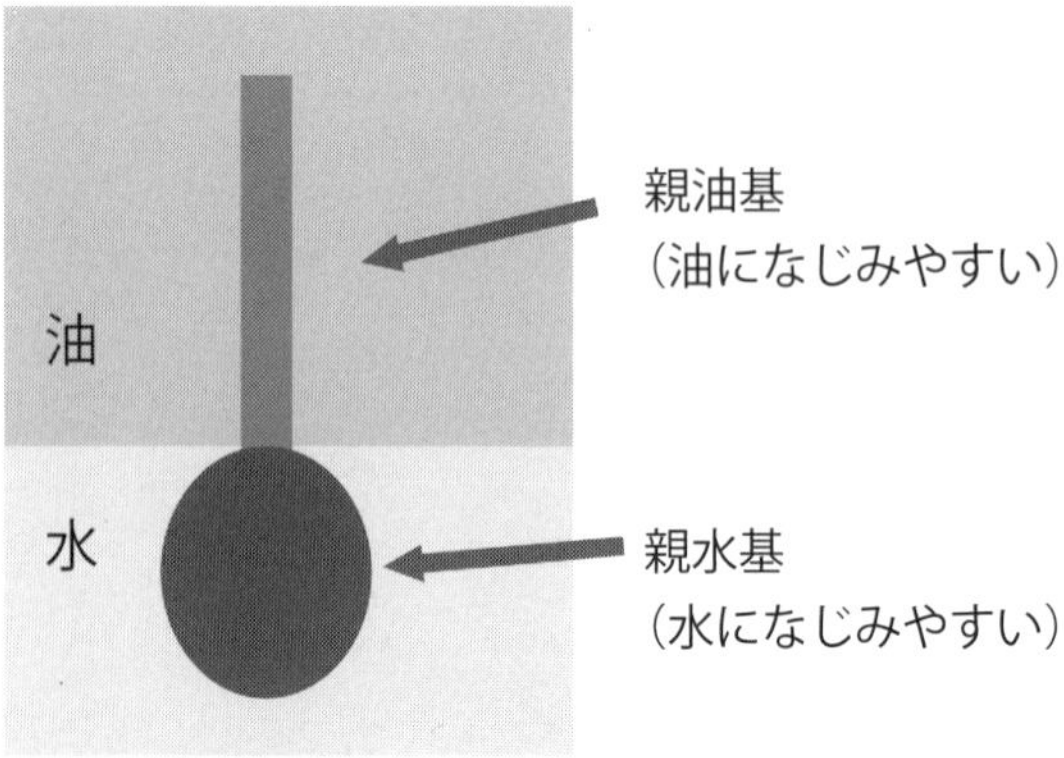

図2　乳化剤の形と性質

4　乳化剤とは

乳化剤は、一般的には糖質・糖類などの親水性（水になじみやすい）部位と、脂肪酸などの疎水性（水になじみにくく、油になじみやすい）部位が結合した形をしています（**図2**）。そのため、乳化剤は水と油の間に存在でき、撹拌すると油と水を混和させる作用（乳化作用）を発揮します。また、保存性を高める作用やパンの品質向上など様々な作用も持つため、乳化剤はパンやケーキ、アイスクリーム、ドレッシング、ホイップクリーム、麺類、チョコレート、マーガリンなど多種多様な加工食品に利用されています。加工食品のパッケージの裏を見ると、原材料が確認できますが、乳化剤が含まれている場合

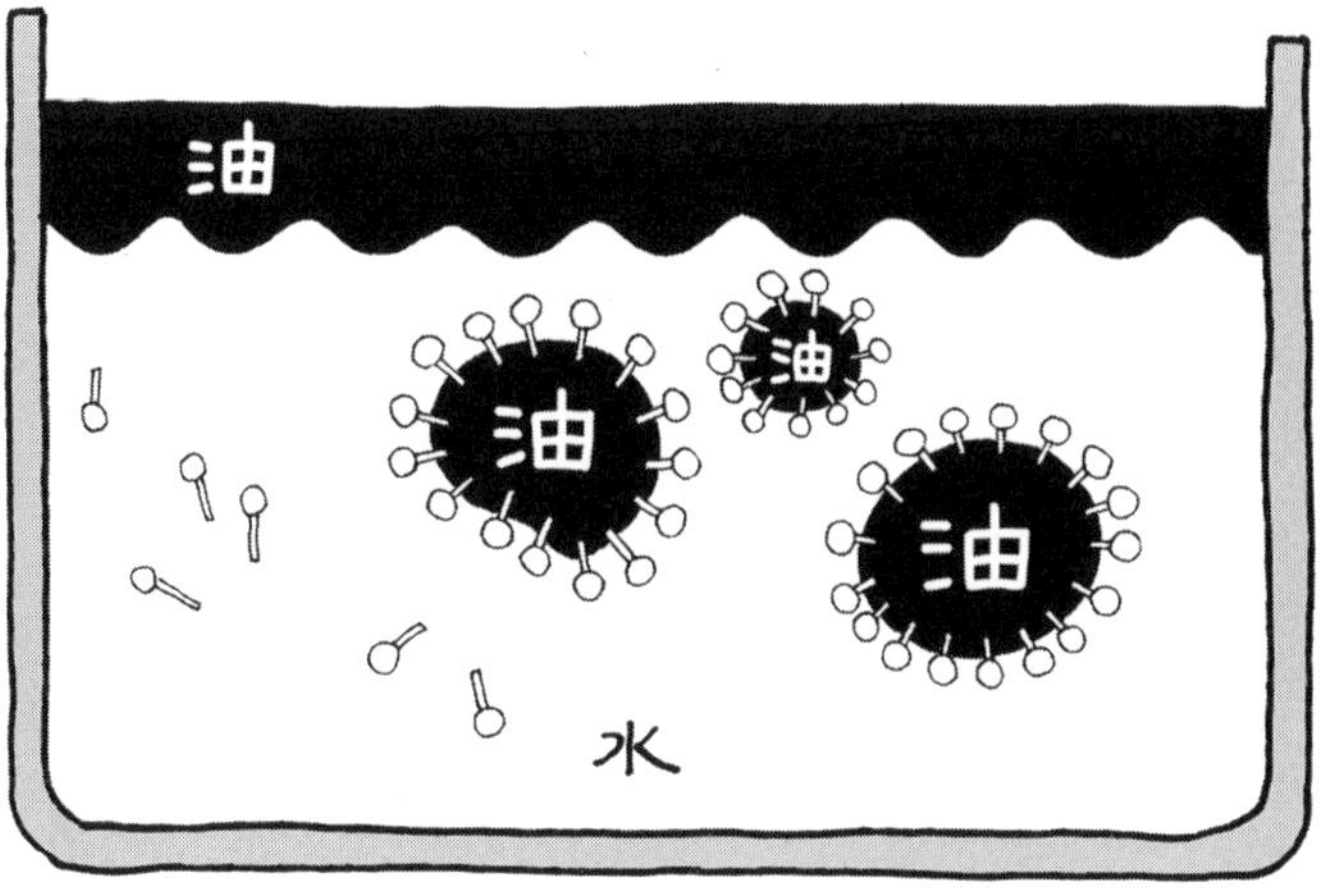
油
油
油
油
水

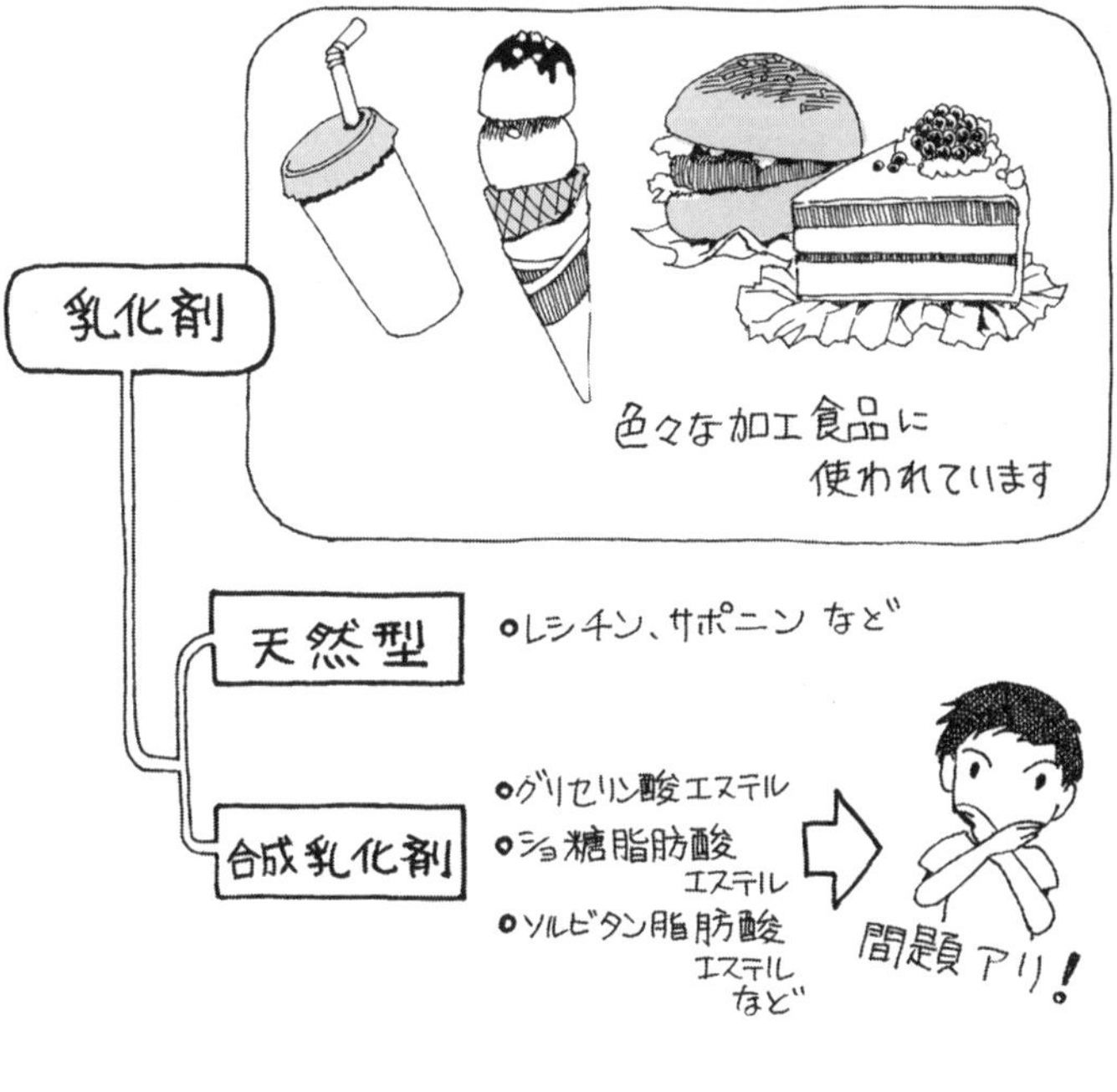
乳化剤
色々な加工食品に
使われています
天然型
○レシチン、サポニン など
合成乳化剤
○グリセリン酸エステル
○ショ糖脂肪酸
エステル
○ソルビタン脂肪酸
エステル
など
問題アリ！

には、乳化剤、または物質名（例えばショ糖脂肪酸エステル、グリセリン脂肪酸エステルなど）の記載があります。

5　天然型の乳化剤と合成乳化剤

食用の乳化剤には天然型の乳化剤と、合成乳化剤があります。天然型の乳化剤にはレシチンや、サポニンが含まれるキラヤ抽出物などがあり、合成乳化剤にはグリセリン脂肪酸エステル、ショ糖脂肪酸エステル、ソルビタン脂肪酸エステルなどがあります。

天然型の乳化剤の多くは比較的安全であると言われていますが、合成乳化剤は天然型よりも乳化作用が強いものが多く、その多くは腸内の消化酵素や腸内細菌によって分解されにくい性質を持っているため、問題視されています。

6　合成乳化剤による腸のバリア機能の破綻

多くの合成乳化剤は、腸内の消化酵素や腸内細菌によって分解されにくいため、長く消化管に滞在し、腸のバリア機能の要素である環境バリア、生物学的バリア、物理的バリアのいずれも破壊してしまう可能性があります。合成乳化剤の一つ、ポリソルベートは腸内細菌叢を乱し、腸内細菌が腸管のムチン層に侵入しやすくさせる働きを持っていることが報告されています。さらに、ポリソルベートは、その作用によって腸管バリア機能を弱め、内毒素とも言われるＬＰＳ（リポポリサッカライド、リポ多糖ともいいます）な

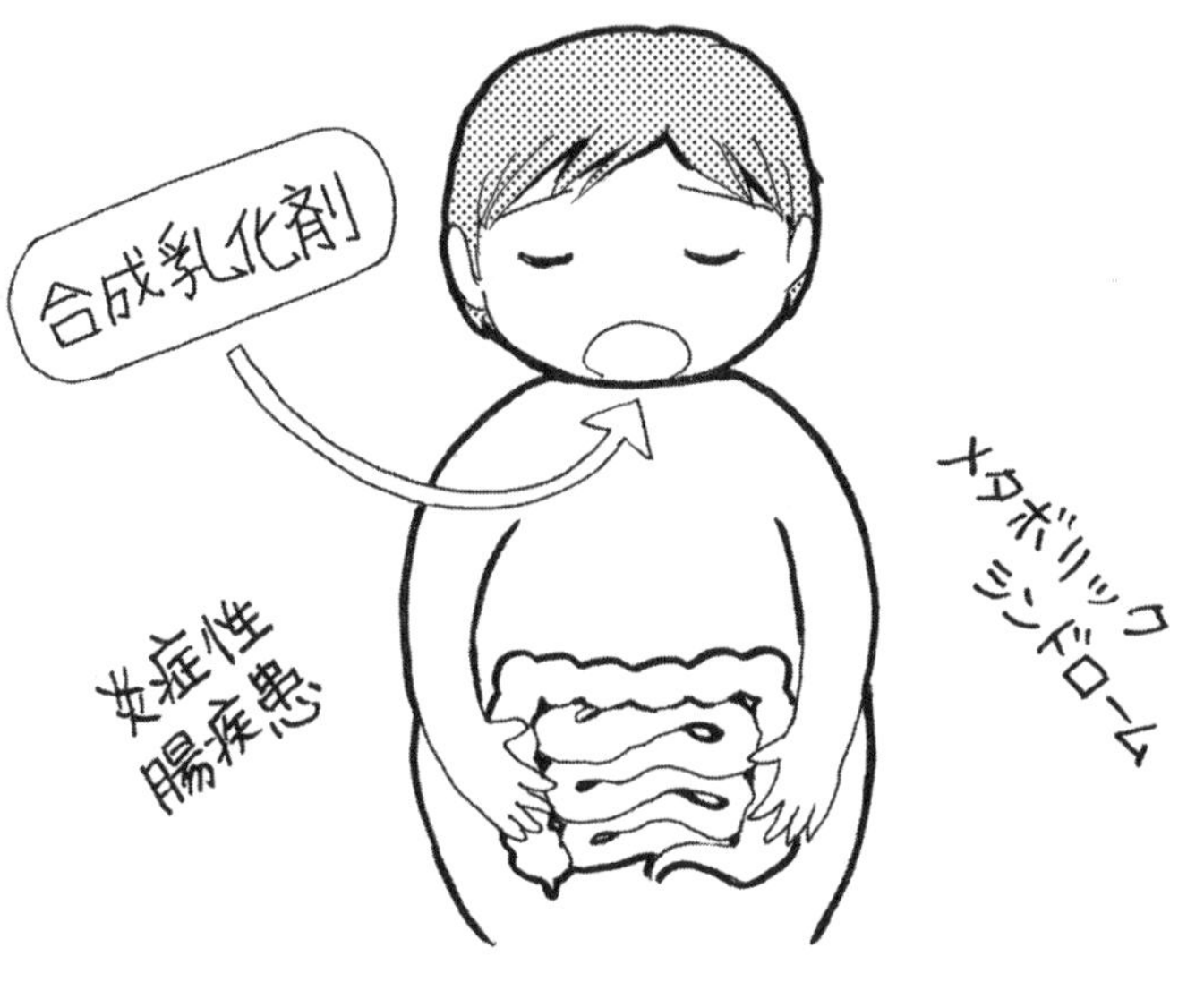

どの炎症を引き起こす物質の体内への吸収を促します。その結果、ＬＰＳは血中に入って体内を循環し、体中の炎症反応が促され、腸内炎症やメタボリックシンドロームを引き起こします。

ショ糖脂肪酸エステルも合成乳化剤の一つで、現在、非常に数多くの加工食品に利用されています。この乳化剤は腸管膜を傷つけることによって、アレルゲンが腸管膜を通過することを促すことが報告されています。この試験には、Caco-2 細胞という腸管膜のモデル細胞が用いられています（**図3**）。Caco-2 細胞によって作られた腸管膜は、タイトジャンクションと

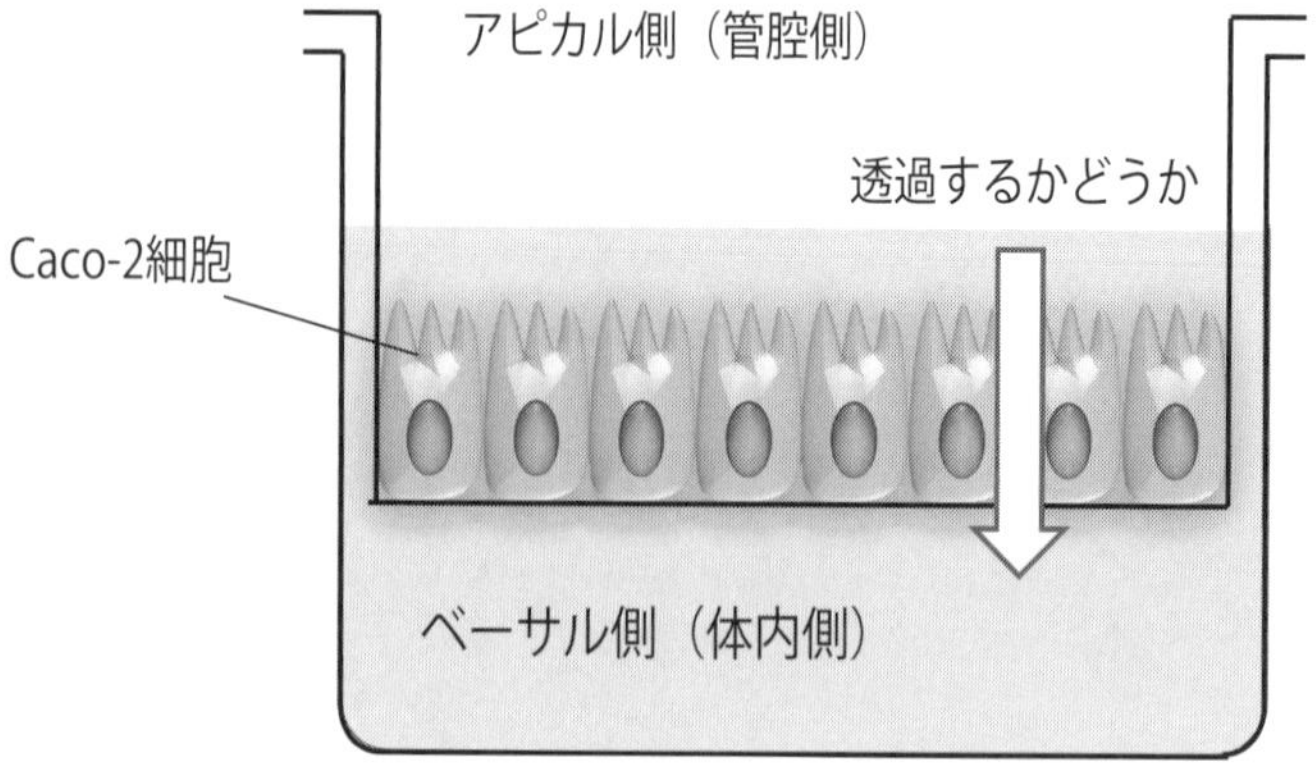

図3. 膜透過性を検討するためのCaco-2細胞膜のイメージ図

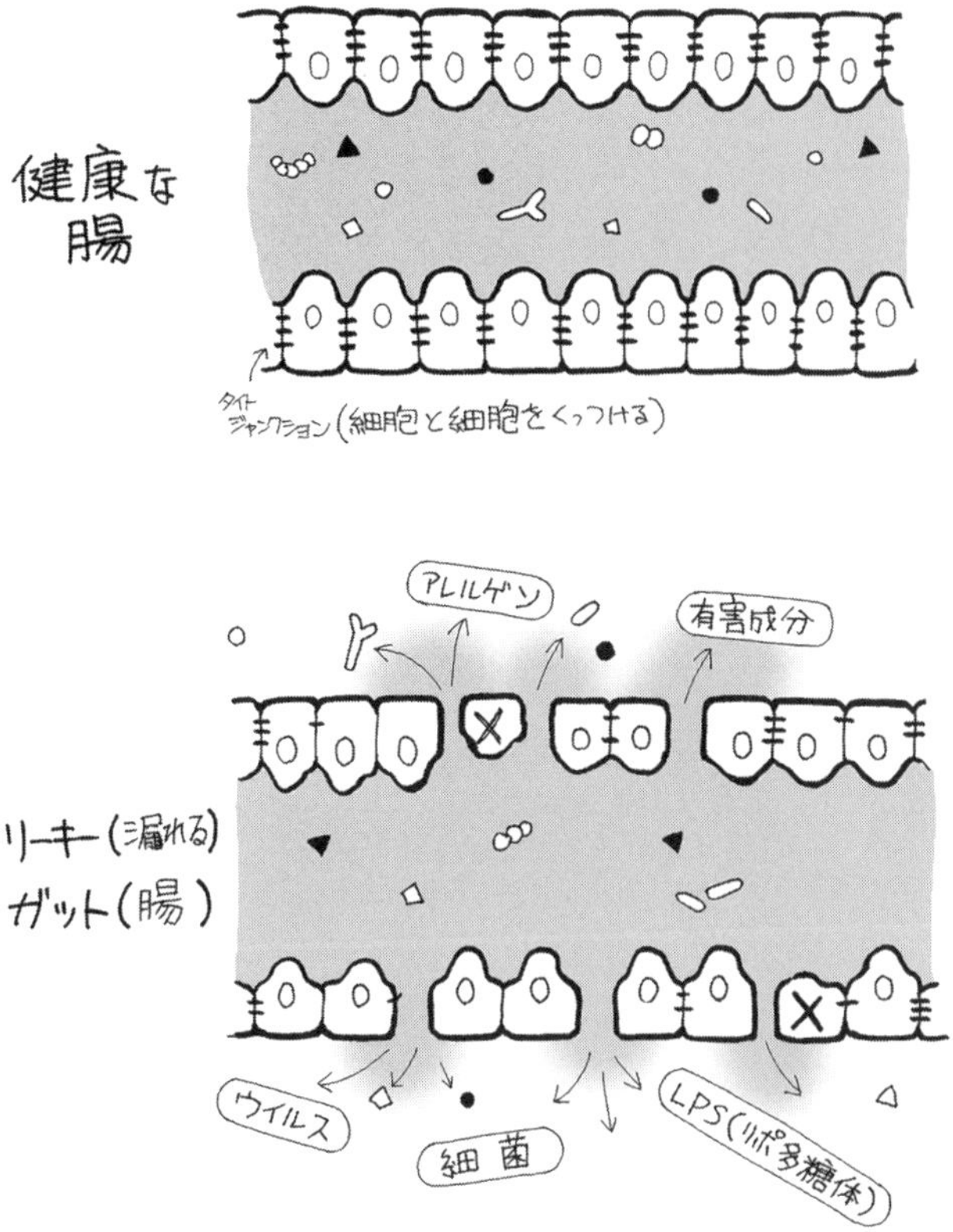

いう接着タンパクによって細胞と細胞がつながれており、膜で仕切られた区画間では、物質の行き来がしにくくなっています（腸管の管腔側をアピカル側、体内側をベーサル側といいます）。この試験では、アピカル側にショ糖脂肪酸エステルや食物アレルギーの原因の一つである卵アレルゲンであるオボムコイドという物質を添加した際の影

響について調べられています。試験の結果、ショ糖脂肪酸エステルを添加すると腸管細胞は破壊され、腸管膜は弱くなり、オボムコイドのベーサル側への透過性が亢進しました（**図4**）。

この結果は、合成乳化剤は腸管バリア機能を低下させ（リーキーガットを引き起こし）、ウイルスや病原性細菌などの病原体やアレルゲン、また炎症を引き起こすＬＰＳの体内への侵入を促す可能性があることを意味しています。食物アレルギーは、特定の食べ物を食べた後に、皮膚、呼吸器、消化器、循環器、時には全身にアレルギー反応による症状が起こり、場合によっては生命の危険にさらされることもありますので、非常に大きな問題です。

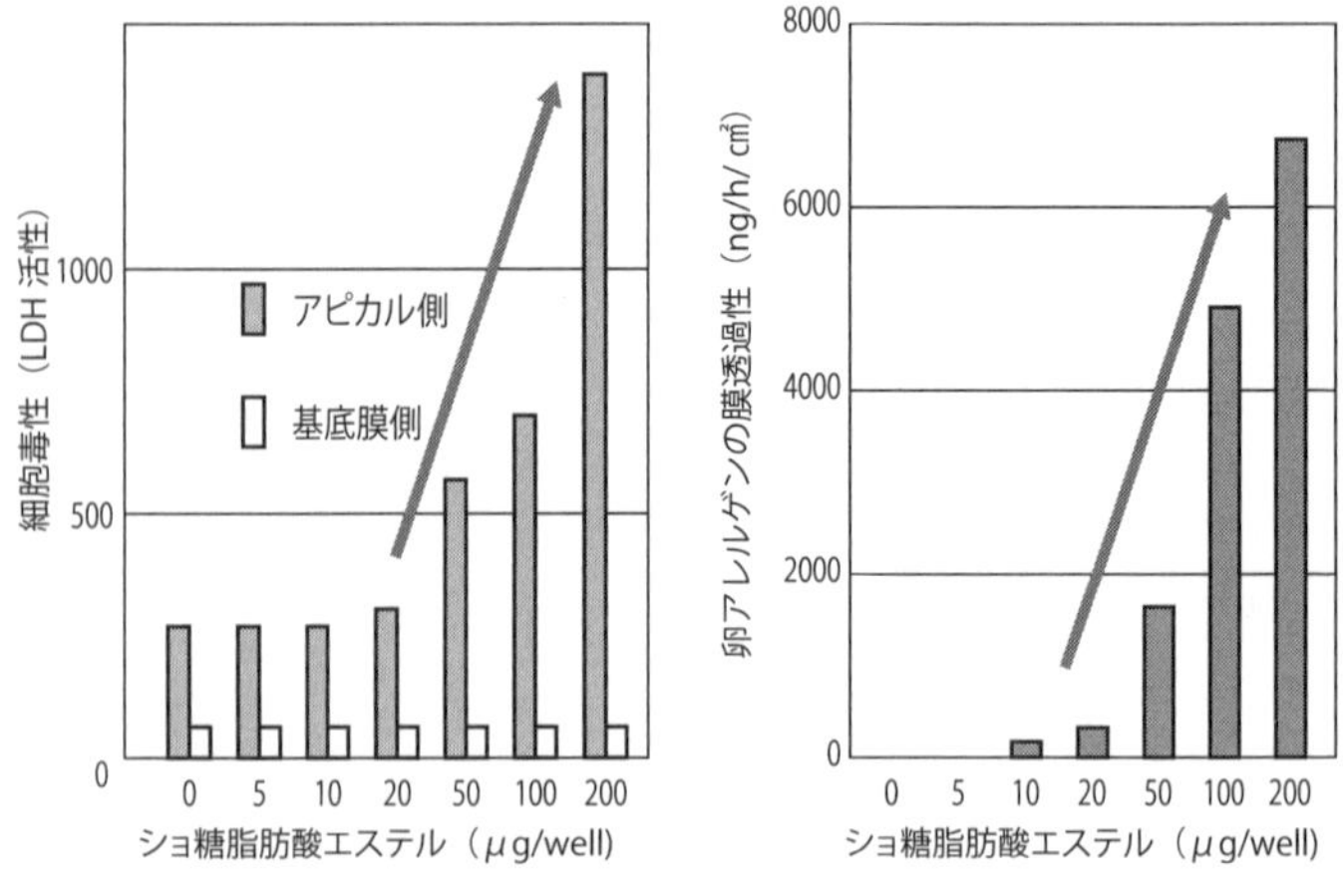

図４　ショ糖脂肪酸エステルの細胞毒性と卵アレルゲンの透過促進作用

Mine Y et al, Int Arch Allergy Immunol (2003) 130:135より改変

リーキーガットは あらゆる不調の元

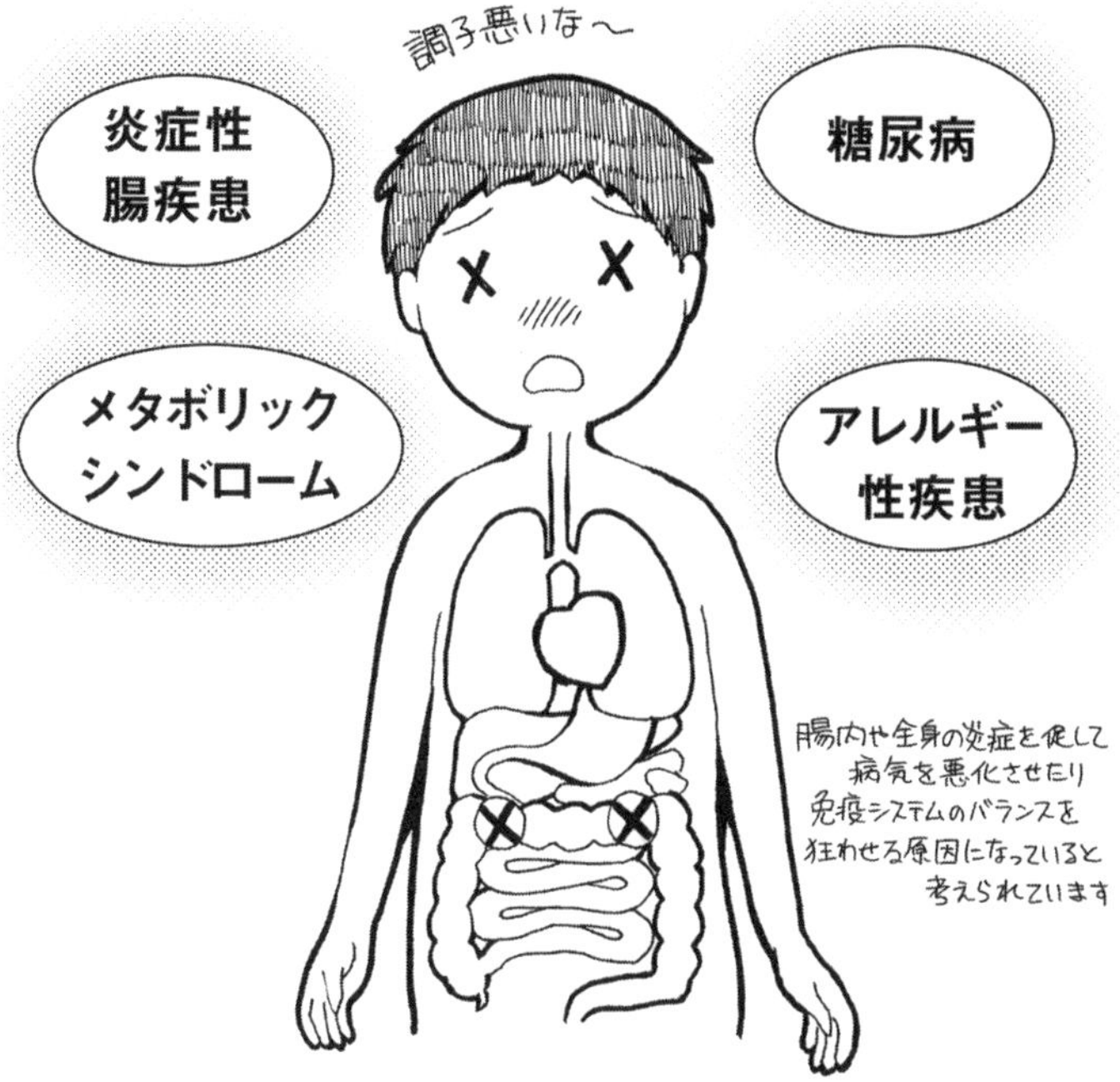
調子悪いな～
炎症性
腸疾患
糖尿病
メタボリック
シンドローム
アレルギー
性疾患
腸内や全身の炎症を促して
病気を悪化させたり
免疫システムのバランスを
狂わせる原因になっていると
考えられています

第2章　難消化性オリゴ糖『αオリゴ糖』による腸のバリア機能の保護

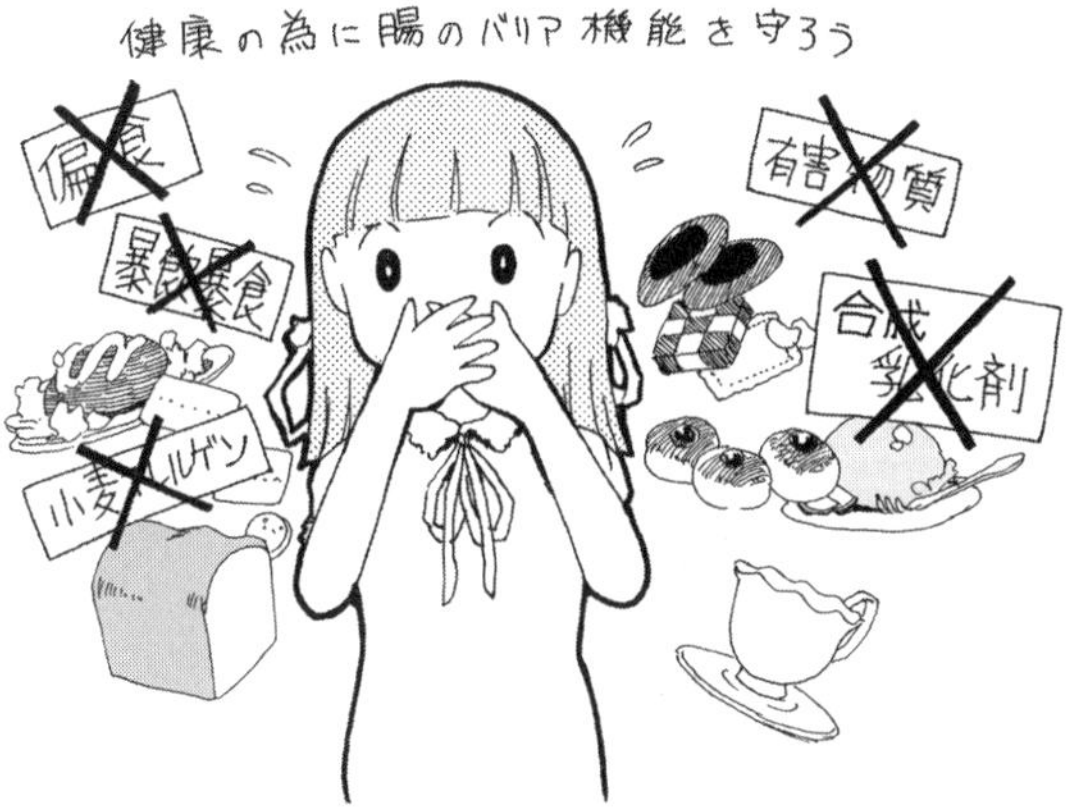
健康の為に腸のバリア機能を守ろう
偏食
暴飲暴食
有害物質
合成乳化剤

1　合成乳化剤による腸のバリア機能の破壊に対するαオリゴ糖の保護効果

日々の健康作りのためには、腸のバリア機能を正常化して、外界から入ってくる様々な有害物質を体内に入れないようにする必要があり、そのためには、なるべく合成乳化剤を含んだ加工食品を摂らないことが望ましいと言えます。

しかしながら、合成乳化剤が腸のバリア機能に障害をもたらす可能性があることは分かっていても、合成乳化剤は実に様々な加工食品に利用されていますので、今すぐ

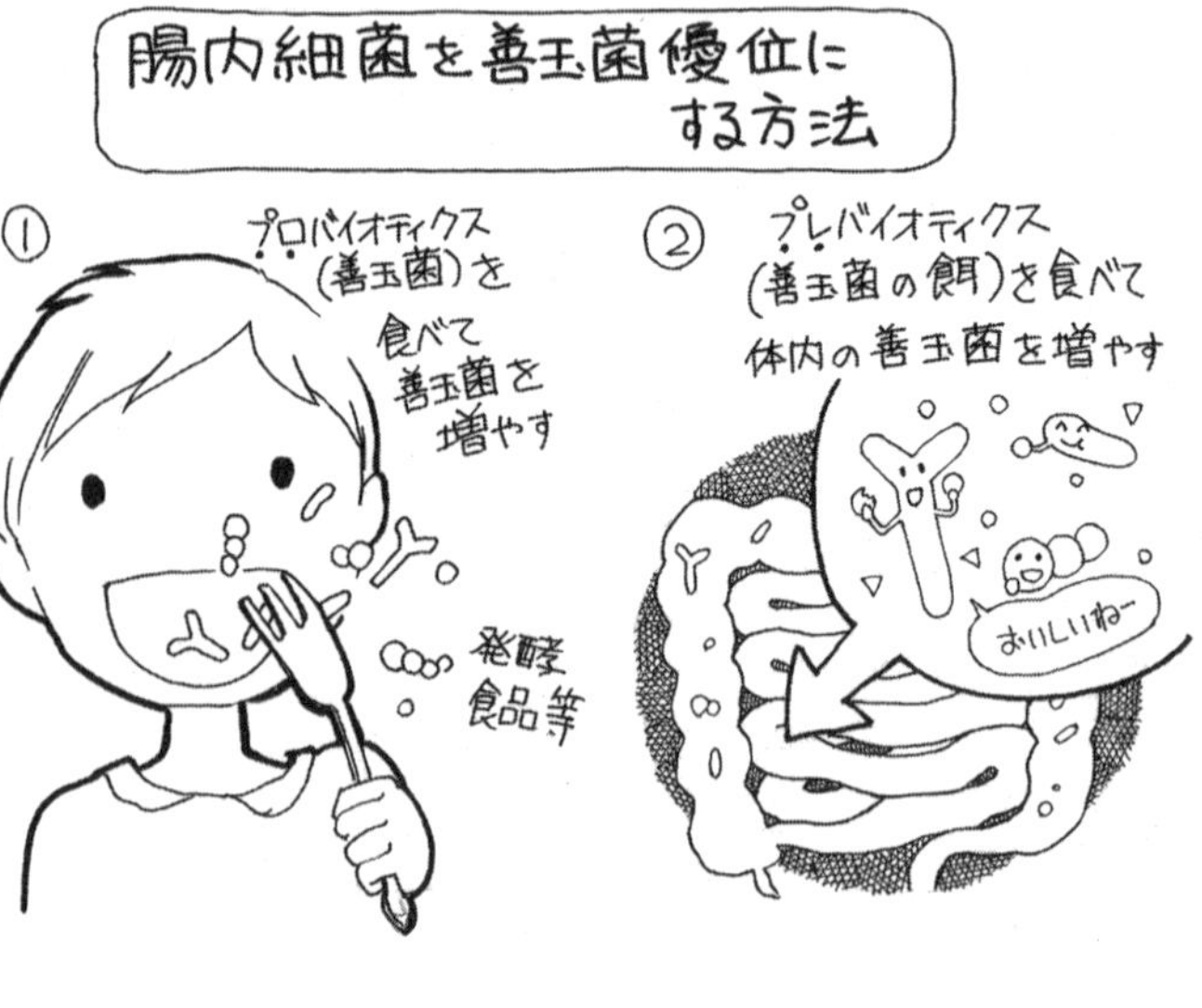
腸内細菌を善玉菌優位にする方法
①
プロバイオティクス(善玉菌)を食べて善玉菌を増やす
発酵食品等
②
プレバイオティクス(善玉菌の餌)を食べて体内の善玉菌を増やす
おいしいねー

に合成乳化剤を配合していない加工食品だけを選んで摂取し続けることは非常に難しいのが現状です。

そこで、おすすめしたいのが腸内環境を整えることのできるプレバイオティクスを日頃から摂取することです。

そのプレバイオテックスの中でも、αオリゴ糖は特におすすめです。αオリゴ糖はすぐれたプレバイオティクスであり、他のプレバイオティクスには期待できない腸のバリア機能に関係する3つのバリア機能、すなわち、環境バリア、生物学的バリア、物理的バリアのいずれも守る働きを持っているからです。

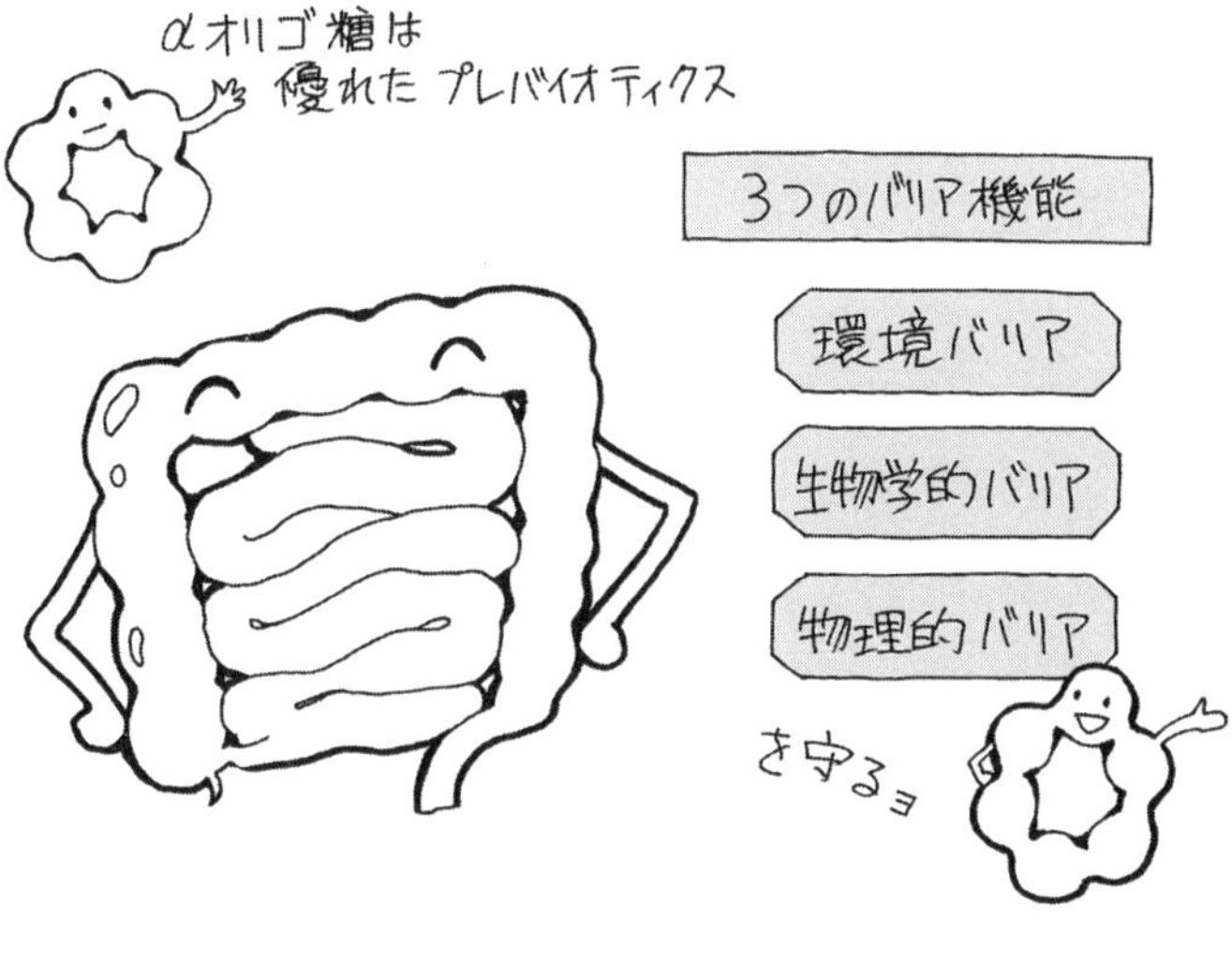
αオリゴ糖は
優れたプレバイオティクス
3つのバリア機能
環境バリア
生物学的バリア
物理的バリア
を守るョ

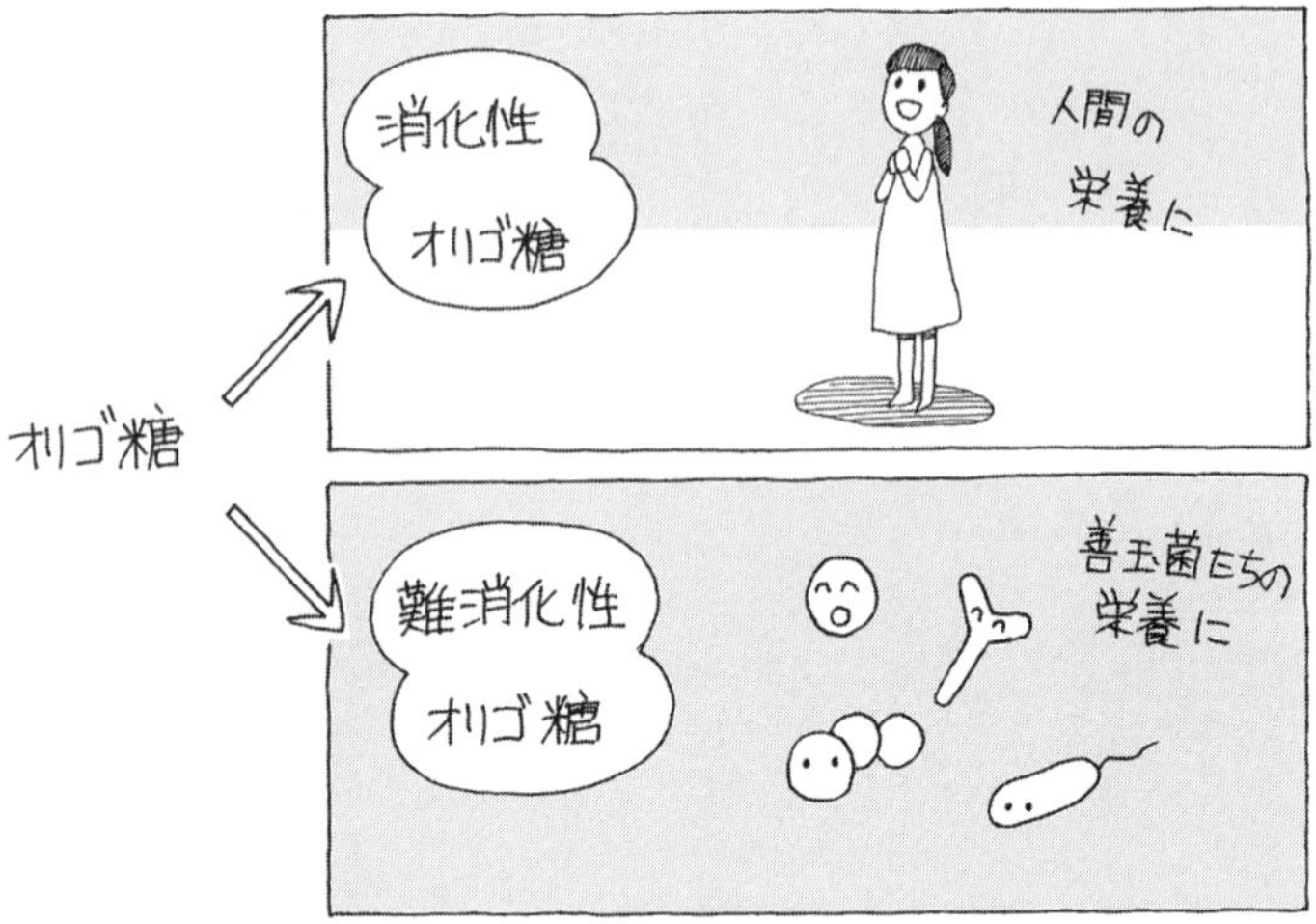

2　オリゴ糖とは

オリゴ糖とはブドウ糖や果糖などの単糖が2～10個結合したものをいいます（オリゴはギリシャ語で「少ない」を意味します）。

ちなみに、単糖がより多く結合しているデンプンやセルロースなどは多糖といいます。

オリゴ糖には腸の消化酵素によって分解されて吸収される消化性オリゴ糖と、腸の消化酵素では分解されず、そのままの形では吸収もされない難消化性オリゴ糖があります。さらに、難消化性オリゴ糖の中には、大腸でビフィズス菌や乳酸菌などに食べられることによって、これらの菌を増やす効果を持つものがあります。

オリゴ糖とは？

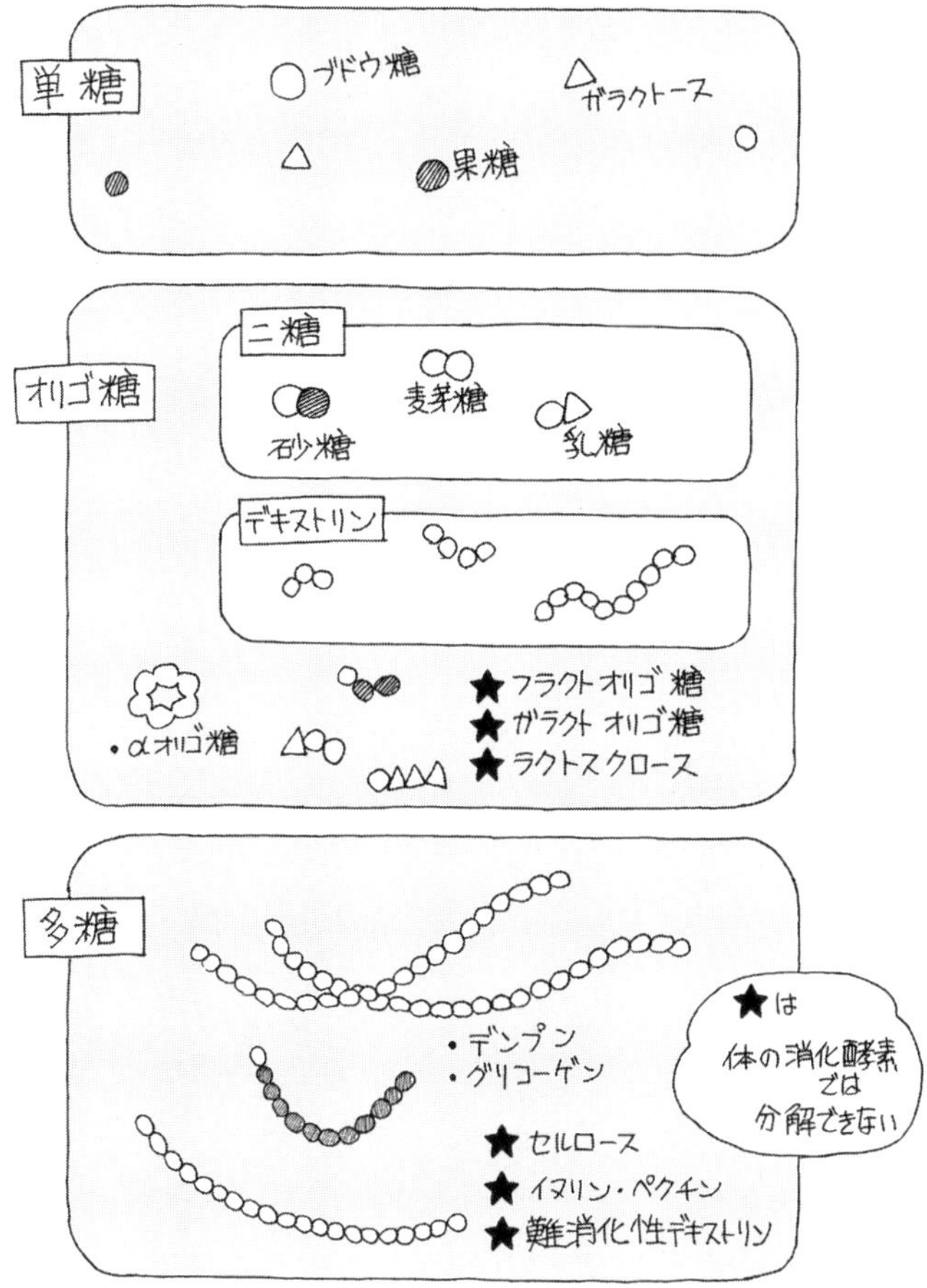

単糖
ブドウ糖
ガラクトース
果糖
オリゴ糖
二糖
麦芽糖
砂糖
乳糖
デキストリン
★フラクトオリゴ糖
★ガラクトオリゴ糖
★ラクトスクロース
・αオリゴ糖
多糖
・デンプン
・グリコーゲン
★セルロース
★イヌリン・ペクチン
★難消化性デキストリン
★は
体の消化酵素
では
分解できない

3　環状オリゴ糖とαオリゴ糖

オリゴ糖の多くはグルコースが直鎖状に連なった構造をしていますが、環状に連なったオリゴ糖も存在します。このオリゴ糖を環状オリゴ糖やシクロデキストリン、サイクロデキストリンといいます（化学用語でシクロ（サイクロ）は環状、デキストリンはオリゴ糖という意味です）。

天然に存在する環状オリゴ糖は、六つのブドウ糖が環状に連なったαオリゴ糖、七つが環状に連なったβオリゴ糖、八つが環状に連なったγオリゴ糖の三種

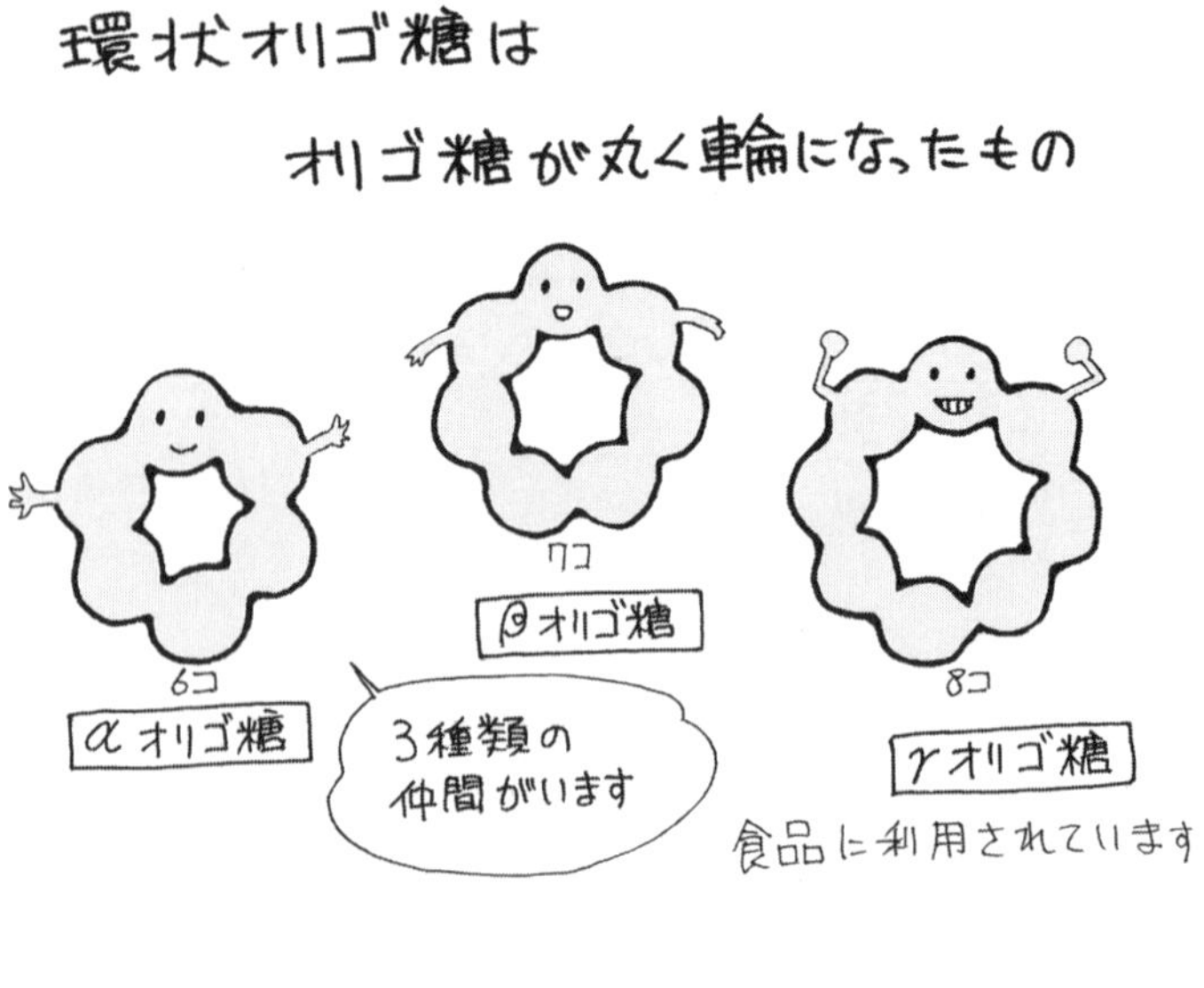

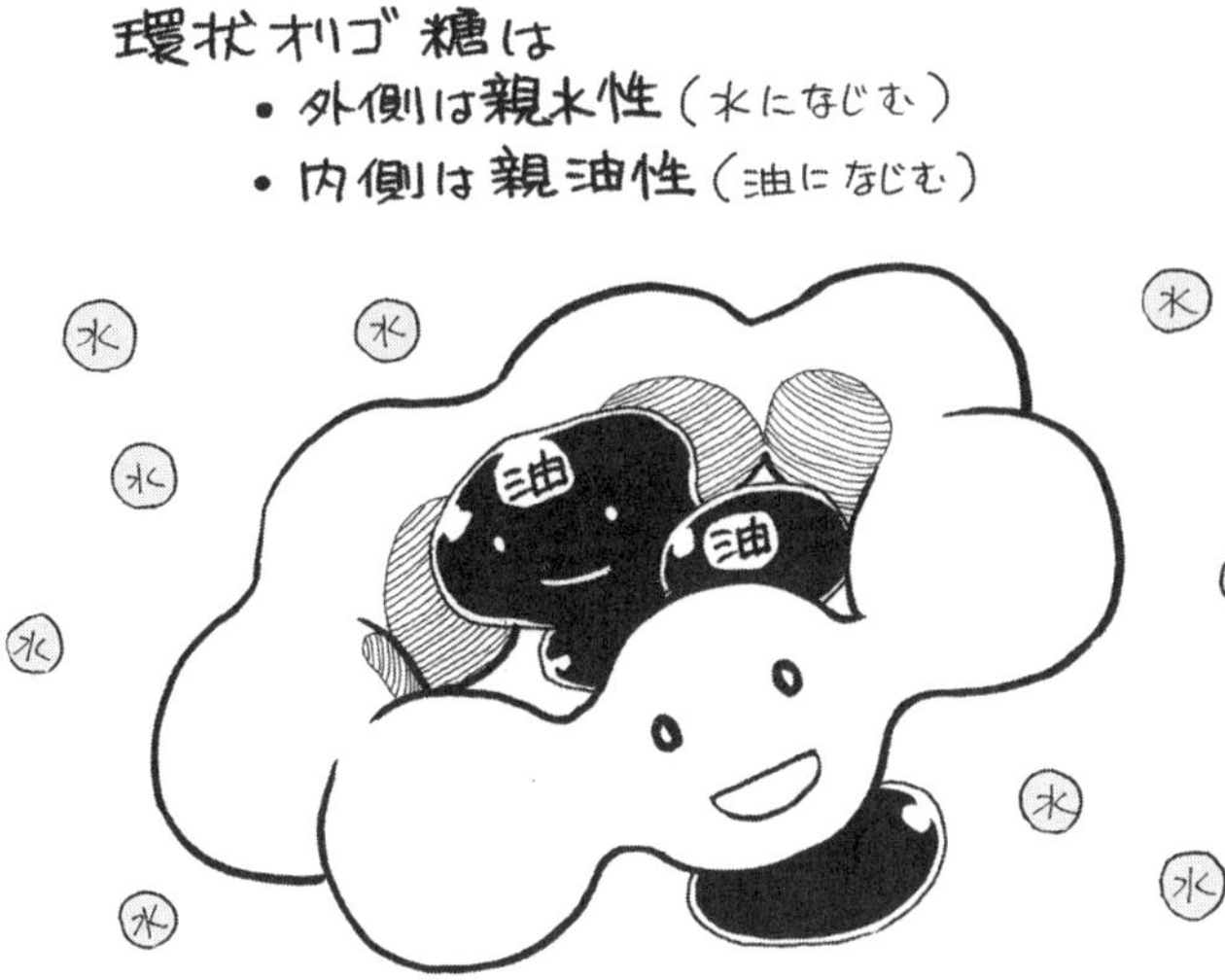
環状オリゴ糖は
・外側は親水性（水になじむ）
・内側は親油性（油になじむ）
水
油

類で、いずれも食品に利用されています。オリゴ糖は糖の一種なので、通常は水になじみやすい性質（親水性）を持っていますが、環状オリゴ糖は、環状構造の外側は親水性ですが、空洞内は油になじみやすい性質（疎水性）になっています（**図5**）。

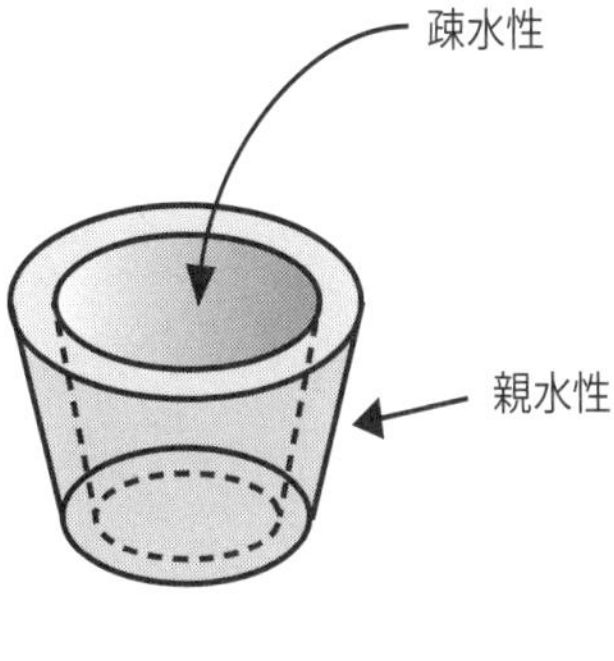

図5　αオリゴ糖の模式図

そのため、環状オリゴ糖は自身の空洞内に、香料や大豆油などの疎水性の物質を取り込むことができます。この作用を化学用語で包接作用といいます。

環状オリゴ糖はこの包接作用によって様々な機能を発揮し、例えば、家庭用消臭スプレーの消臭成分、機能性緑茶飲料の苦みマスキング剤、機能性成分の吸収改善剤、ワサビの辛味成分の保持剤などとして現在も利用されています。

αオリゴ糖は無味無臭の難消化性オリゴ糖の一つで、α-シクロデキストリン、α-サイクロデキストリンとも呼ばれています。αオリゴ糖は体内の消化酵素では分解されずに、大腸で

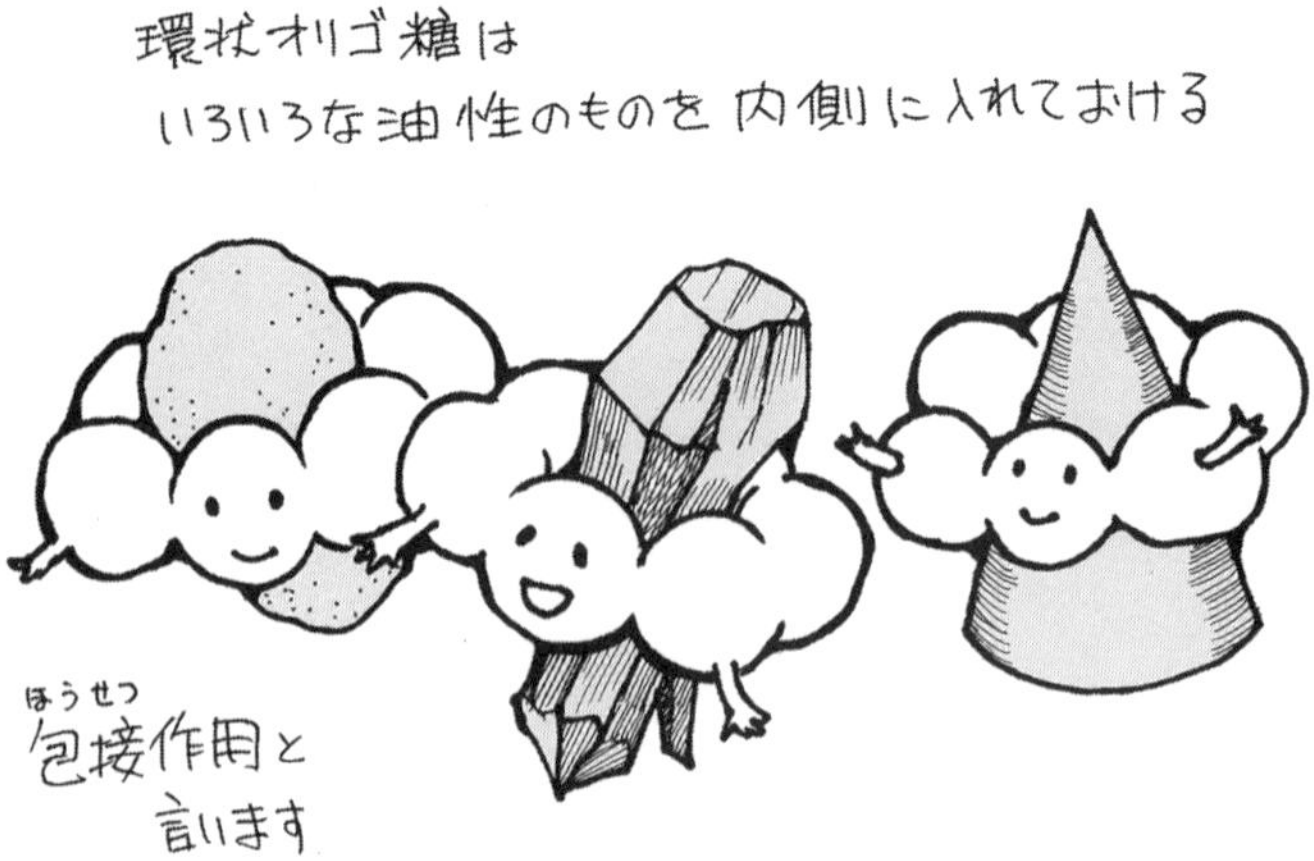
環状オリゴ糖は
いろいろな油性のものを内側に入れておける
包接《ほうせつ》作用と
言います

有用な腸内細菌の餌になります。αオリゴ糖を摂取すると、小腸では糖の消化酵素や油脂を包接することによって糖や油脂の吸収を抑え、大腸ではプレバイオティクスとして作用するため、健康食品の機能性成分として広く利用されています。

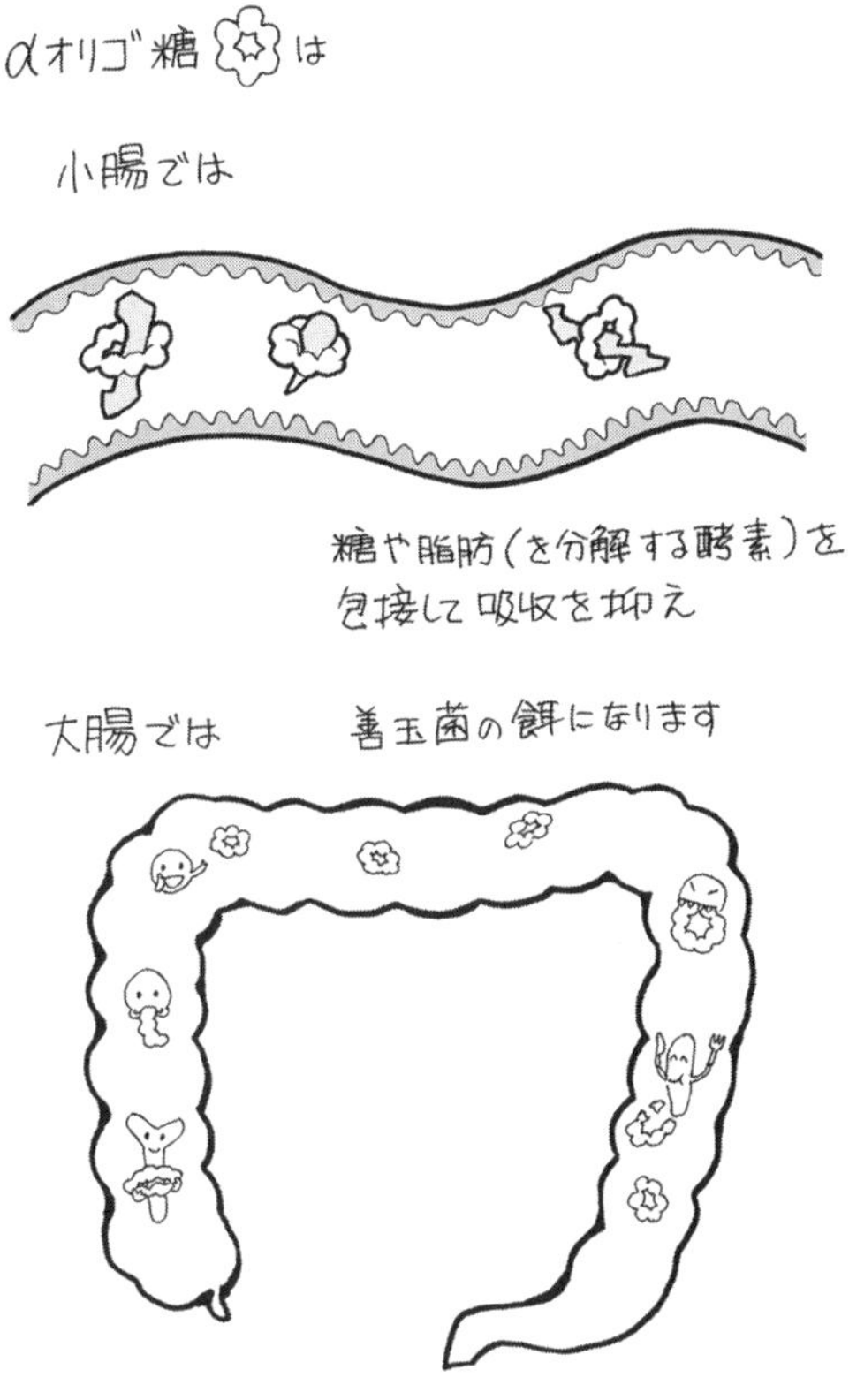
αオリゴ糖は
小腸では
糖や脂肪(を分解する酵素)を
包接して吸収を抑え
大腸では
善玉菌の餌になります

4　プレバイオティクスとは

プレバイオティクスとは、腸内で健康に良い菌（善玉菌）に食べられて、健康に良い影響をもたらす食物繊維や難消化性のオリゴ糖のことです。

例えば、グアーガム、ペクチン、イヌリン、難消化性デキストリン、フラクトオリゴ糖、ガラクトオリゴ糖、ラクトスクロース（乳果オリゴ糖）、αオリゴ糖などがあります。

一方、食物繊維であるセルロース、寒天などは腸内細菌が食べられませんのでプレバイオティクスには該当しません。プレバイオティクスという言葉は、抗生物質を意味するアンチバイオティクスという言葉に対する用語として作られ、関連する用語としてプロバイオティクスとシンバイオティクスがあります。

プロバイオティクスとは、健康に良い影響を与える善玉菌のことをいい、ビフィズス菌や乳酸菌、最近話題になっている酪酸菌などがあります。

シンバイオティクスは、プレバイオティクスとプロバイオティクスを組み合わせたものをいいます。

プレバイオティクスとは

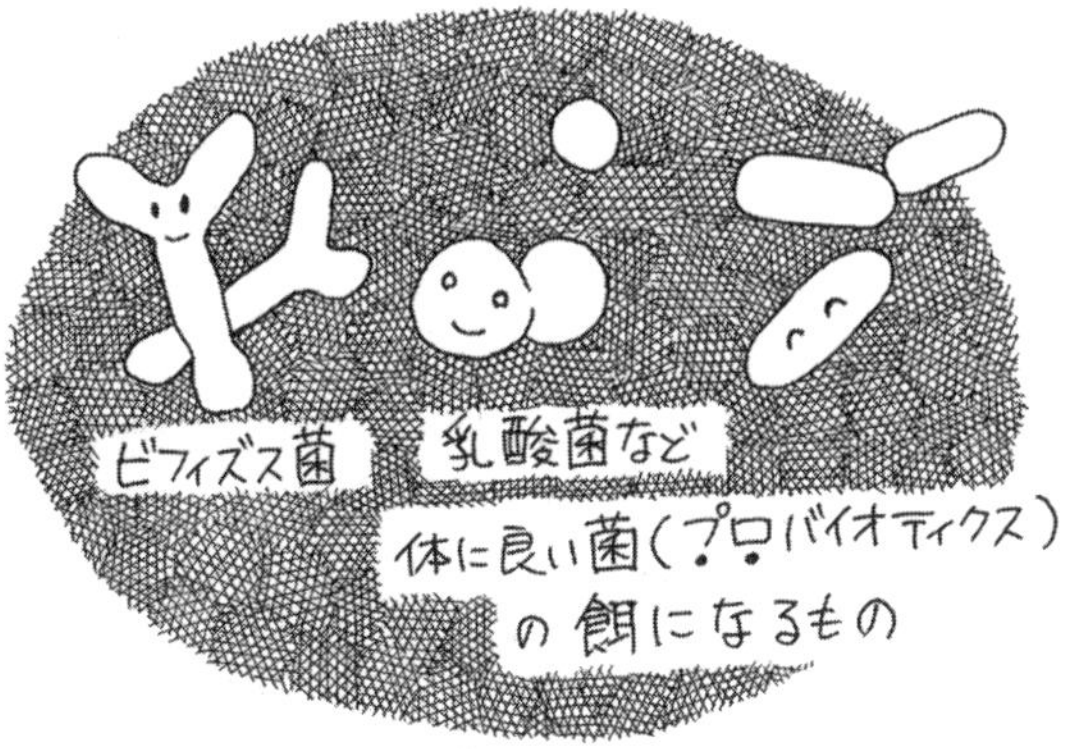
ビフィズス菌
乳酸菌など
体に良い菌（プロバイオティクス）
の餌になるもの

人が消化しづらく
細菌に消化できる

⇩

難消化性オリゴ糖類	◦ αオリゴ糖 ◦ ラクトスクロース ◦ フラクト オリゴ糖 ◦ ガラクト オリゴ糖

その他	◦ イヌリン ◦ ペクチン ◦ 難消化デキストリン

などの事です

5　腸内細菌叢と腸内環境について

腸の中には約１００兆個の細菌（腸内細菌）が住んでいます。

腸内細菌は、善玉菌、悪玉菌、日和見菌の大きく三つに分類されますが、善玉菌は健康に良い影響を与える菌でビフィズス菌や乳酸菌など、悪玉菌は健康に悪影響を与える菌でウェルシュ菌など、日和見菌は体が弱った時だけ問題を起こす菌でバクテロイデス菌（その中のフラジリス菌など）や大腸菌などがあります。ちなみに、バクテロイデス菌は最近、ヤセ菌と呼ばれています。

プレバイオティクスやプロバイオティクスを摂取すると善玉菌が多くなります。そして、プレバイオティクスを摂取した場合には善玉菌やバクテロイデス菌がプレバイオティクスを食べて短鎖脂肪酸を作り、腸内が酸性条件になって悪玉菌が増えにくい腸内環境になります。

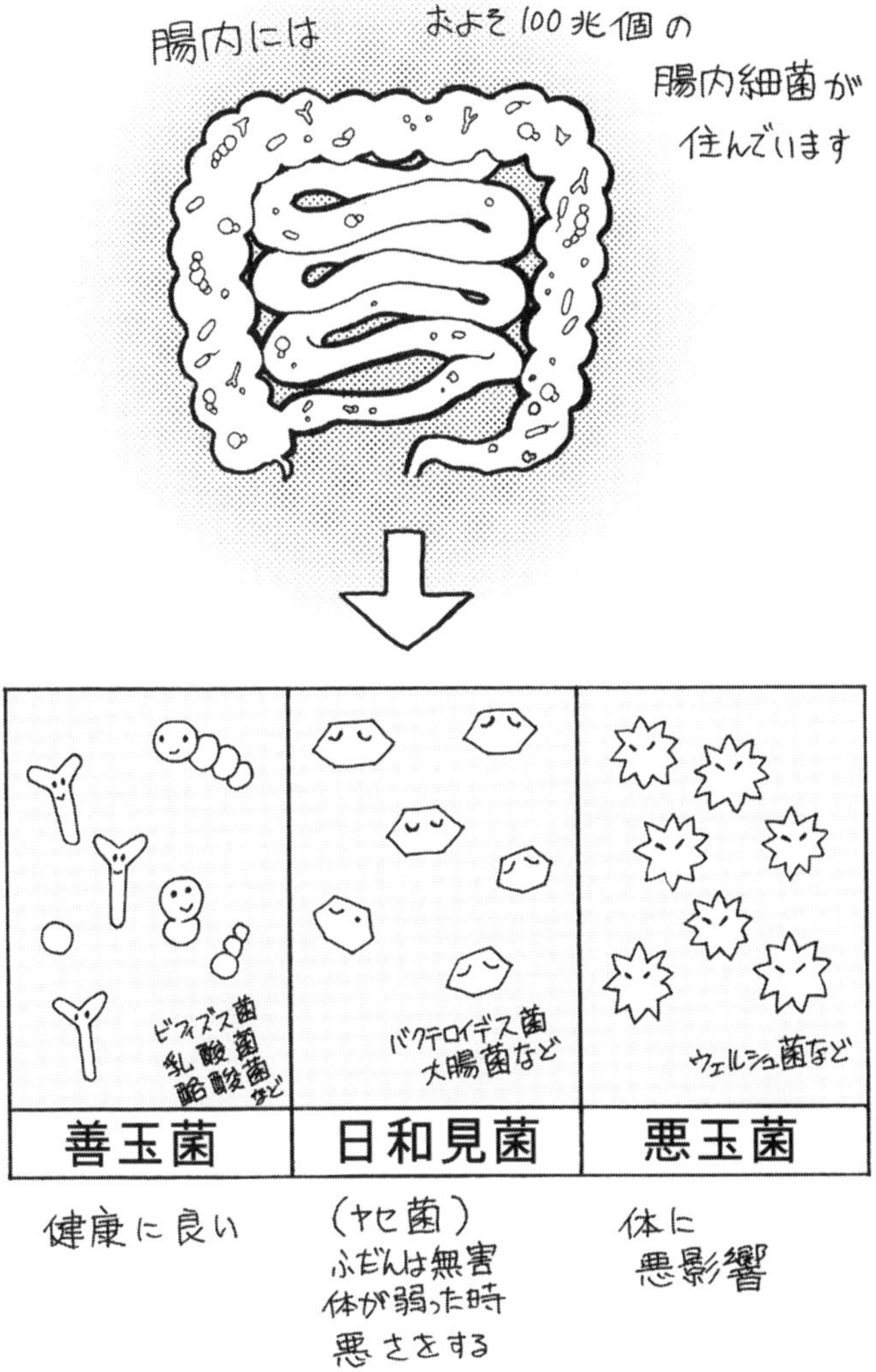
腸内には　およそ100兆個の
腸内細菌が
住んでいます
ビフィズス菌
乳酸菌
酪酸菌など
バクテロイデス菌
大腸菌など
ウェルシュ菌など
善玉菌
日和見菌
悪玉菌
健康に良い
（ヤセ菌）
ふだんは無害
体が弱った時
悪さをする
体に
悪影響

また、短鎖脂肪酸は、腸のバリア機能の向上や、体内の炎症反応を抑える作用、蠕動運動の促進、免疫力の増強など様々な生理作用を持ちます。

一方、欧米食（肉類中心）を食べ過ぎたり、ストレス、運動不足など生活習慣が乱れると、善玉菌の勢力は弱まります。腸内に悪玉菌が増えて悪玉菌支配の環境になると、悪玉菌そのものや、悪玉菌が作り出す腐敗産物によって腸管バリアが傷つけられたり、免疫力が低下したり、発がんの可能性が高まったりします。

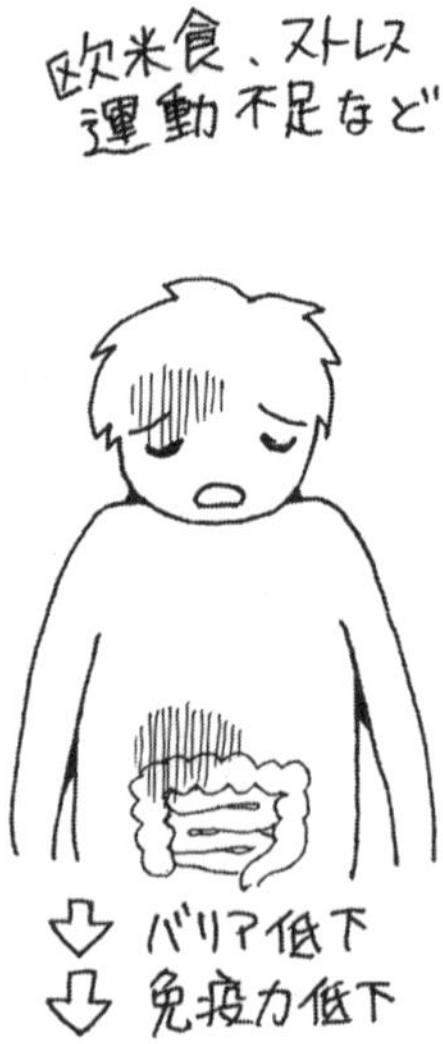
欧米食、ストレス
運動不足など
⇩バリア低下
⇩免疫力低下

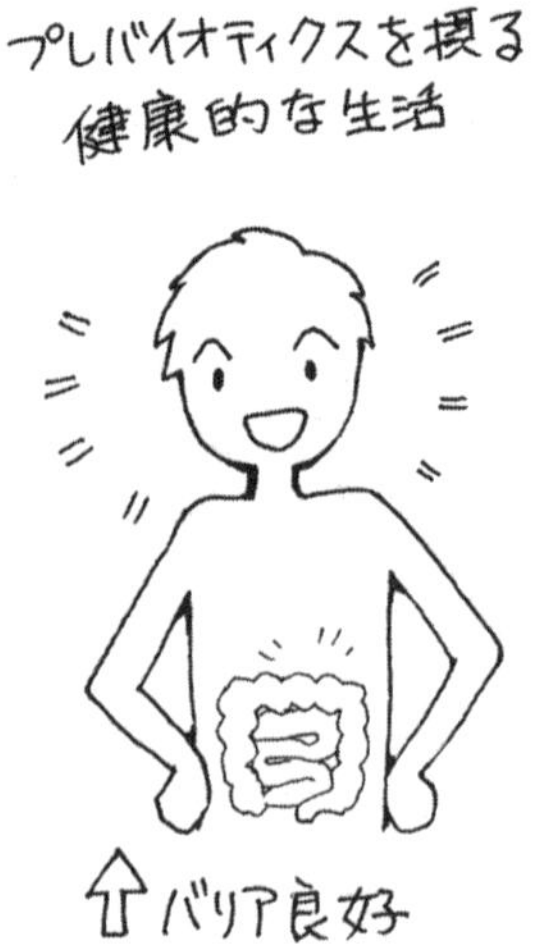
プレバイオティクスを摂る
健康的な生活
⇧バリア良好

そのため、適切な腸内細菌の環境を保つことは重要であり、善玉菌のエサになるプレバイオティクスや善玉菌そのものであるプロバイオティクスを摂取することは腸の環境を守るためにとても有効です。

ただし、プロバイオティクスを選ぶ際には胃酸で死なずに腸に定着するものを選ぶ必要があります。

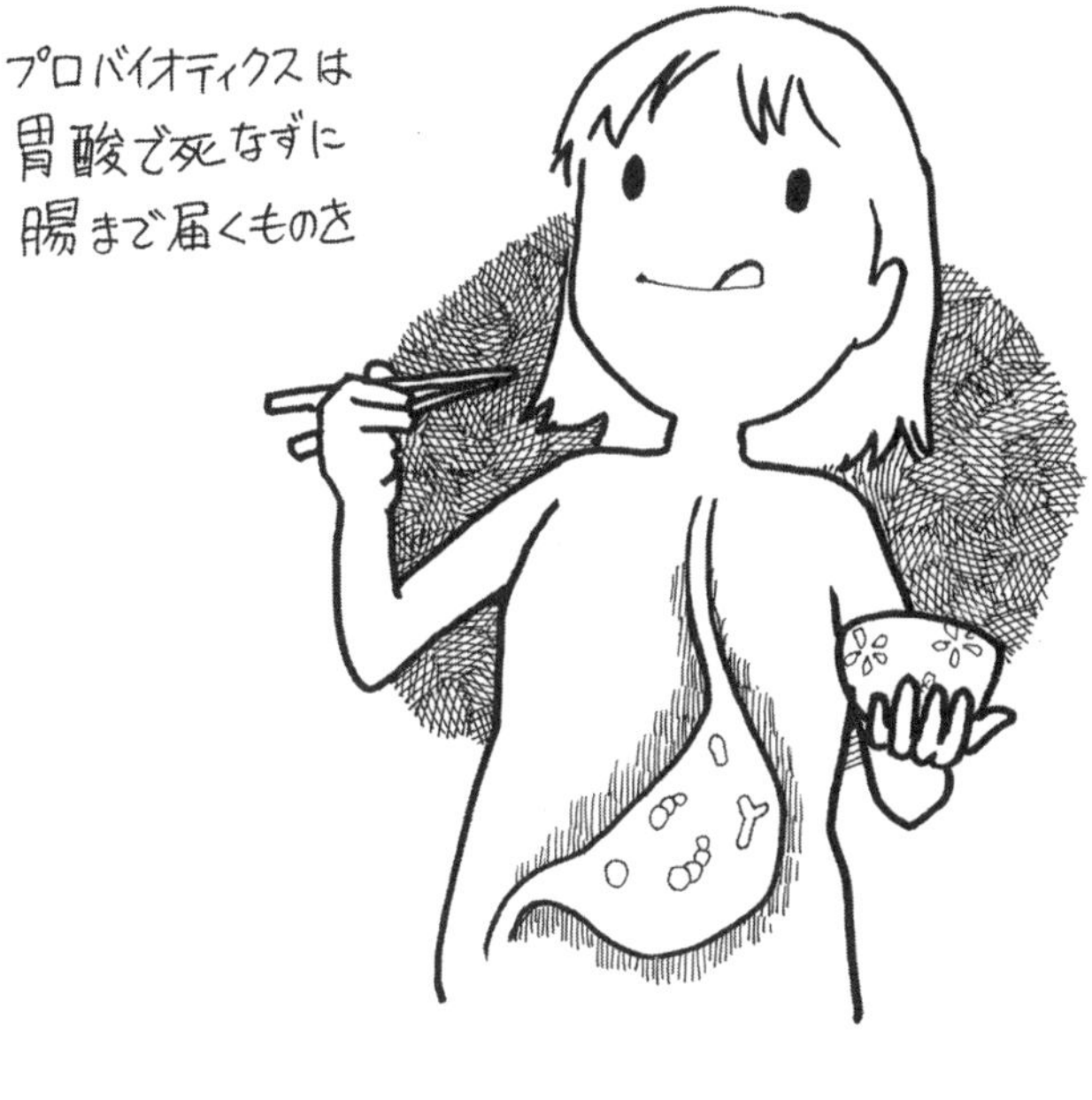
プロバイオティクスは
胃酸で死なずに
腸まで届くものさ

6　腸のバリア機能への腸内環境の影響について

第1章で説明しました通り、腸のバリア機能は、腸内細菌による環境バリア、免疫細胞や免疫グロブリンA（IgA）などによる生物学的バリア、腸管膜やムチン層による物理的バリアの三つのバリアによって成り立っています。

これら三つのバリアは決して強固なものではなく、腸内環境の変化に大きく影響されます（**図6**）。例えば、プレバイオティクスを食べると、腸内で善玉菌やバクテロイデス菌の餌になって短鎖脂肪酸を作り、そのことによってムチンやIgAの分泌が促されてバリア機能が向上します。

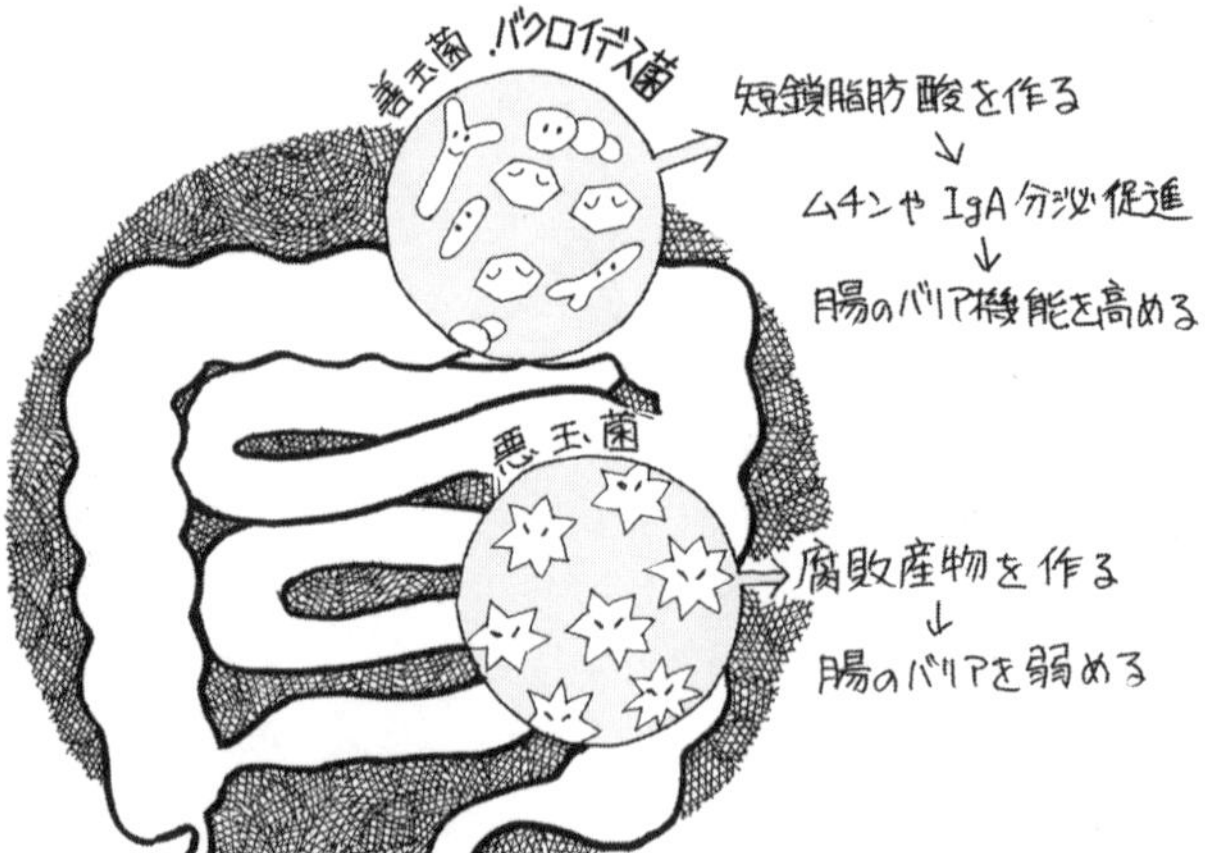

図6　腸内環境と腸のバリア機能の関係

逆に、プレバイオティクスのような水溶性食物繊維を一緒に摂らずにタンパク質を多く含む肉類やプロテインのみを食べていると悪玉菌が増え、未消化分のタンパクやアミノ酸から毒性のあるさまざまな腐敗産物が作られます。そして、これらの腐敗産物はバリア機能を弱めることが分かっています。よりよい腸内環境を維持して腸のバリア機能を守るために食生活を見つめ直すことは非常に重要です。

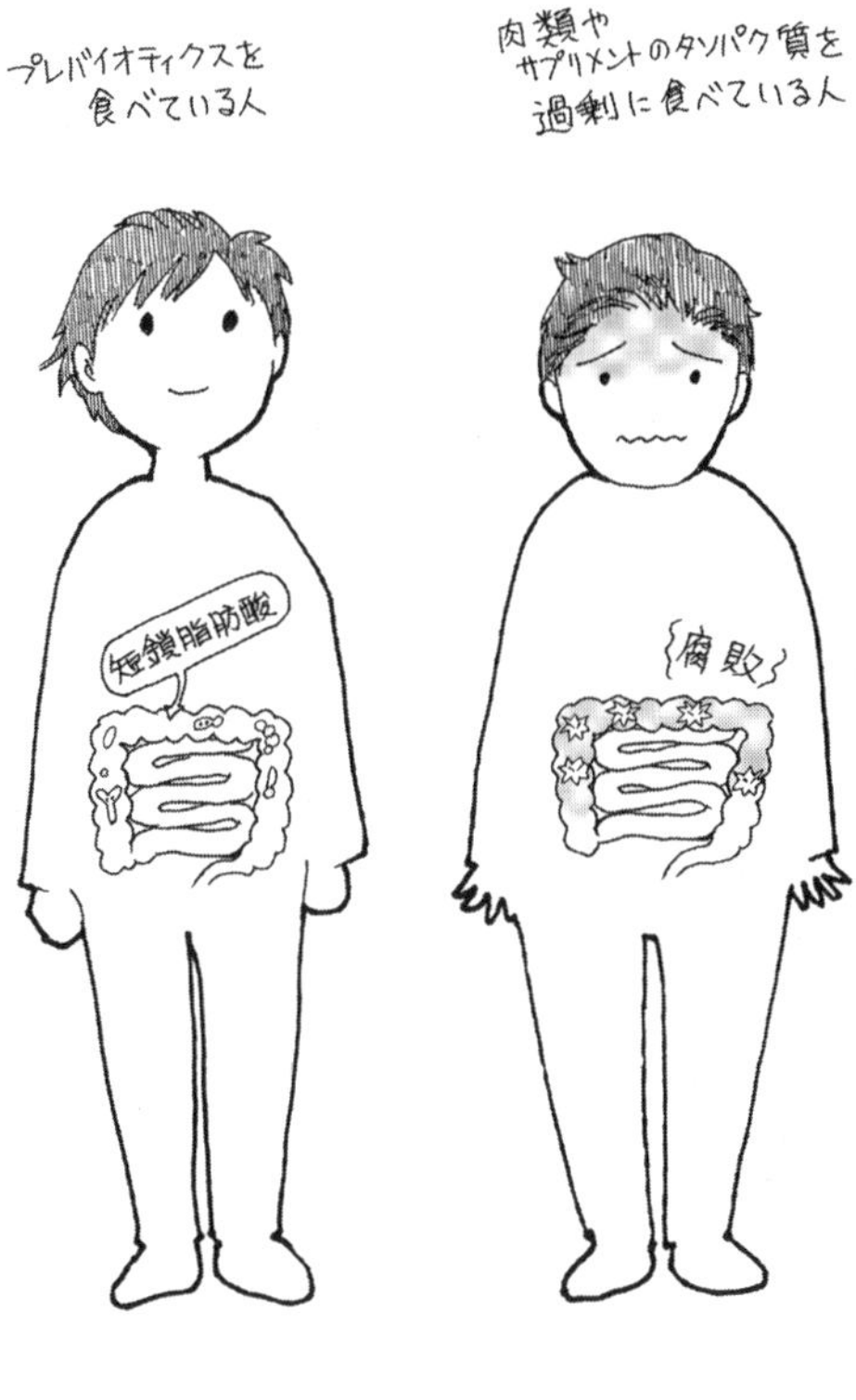

プレバイオティクスを
食べている人
短鎖脂肪酸
肉類や
サプリメントのタンパク質を
過剰に食べている人
腐敗

7　αオリゴ糖の腸内環境改善作用

αオリゴ糖は善玉菌が好んで食べるプレバイオティクスで、短鎖脂肪酸が多い腸内環境を作ります。**図7**はαオリゴ糖を摂取したマウスの短鎖脂肪酸などの総有機酸量や腸内ｐＨを調べたものです。

αオリゴ糖を摂取していないマウスと比べ、αオリゴ糖を摂取したマウスでは乳酸菌やバクテロイデス菌が増加し、短鎖脂肪酸量も増えて、腸内ｐＨが低くなり善玉菌にとって優位な環境となりました。

一方、比較のために特定保健食品（トクホ）にも利用されているプレバイオティクスであるラクトスクロースの作用も同時に試験しましたが、このラクトスクロースと比べてもαオリゴ糖は優れた短鎖脂

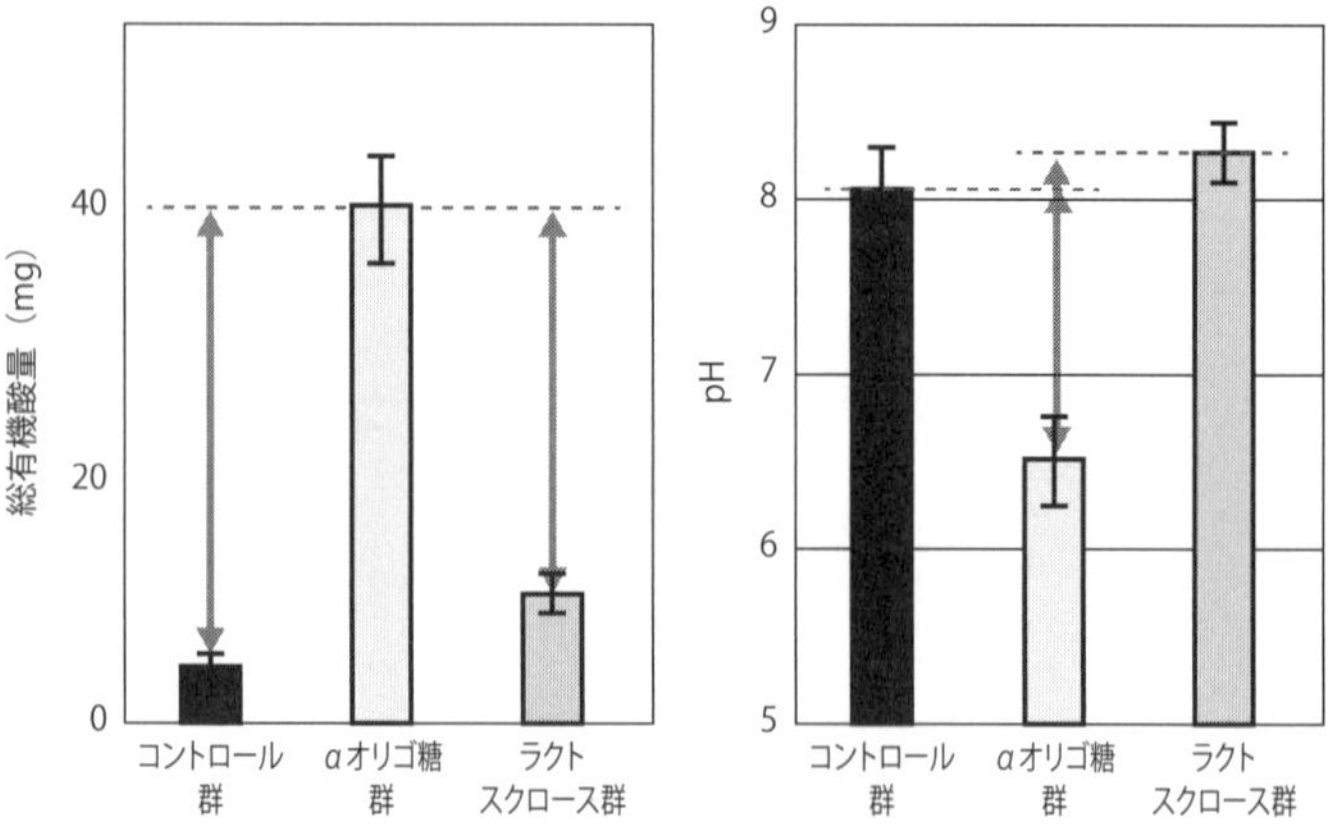

図７　αオリゴ糖の腸内環境改善作用

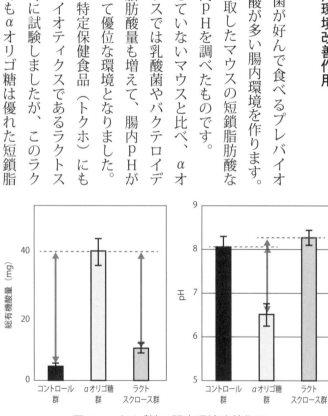

肪酸の増加作用や腸内ｐＨの低下作用を示しました。これらの結果は、αオリゴ糖は腸内細菌叢を改善し、短鎖脂肪酸を増加させ、腸内ｐＨを下げる働きを持つことを示唆しています。

　また、短鎖脂肪酸は前述の通り、腸のバリア機能を向上させる作用を持つことから、ムチンやＩｇＡ分泌に対するαオリゴ糖の作用についても調べました。

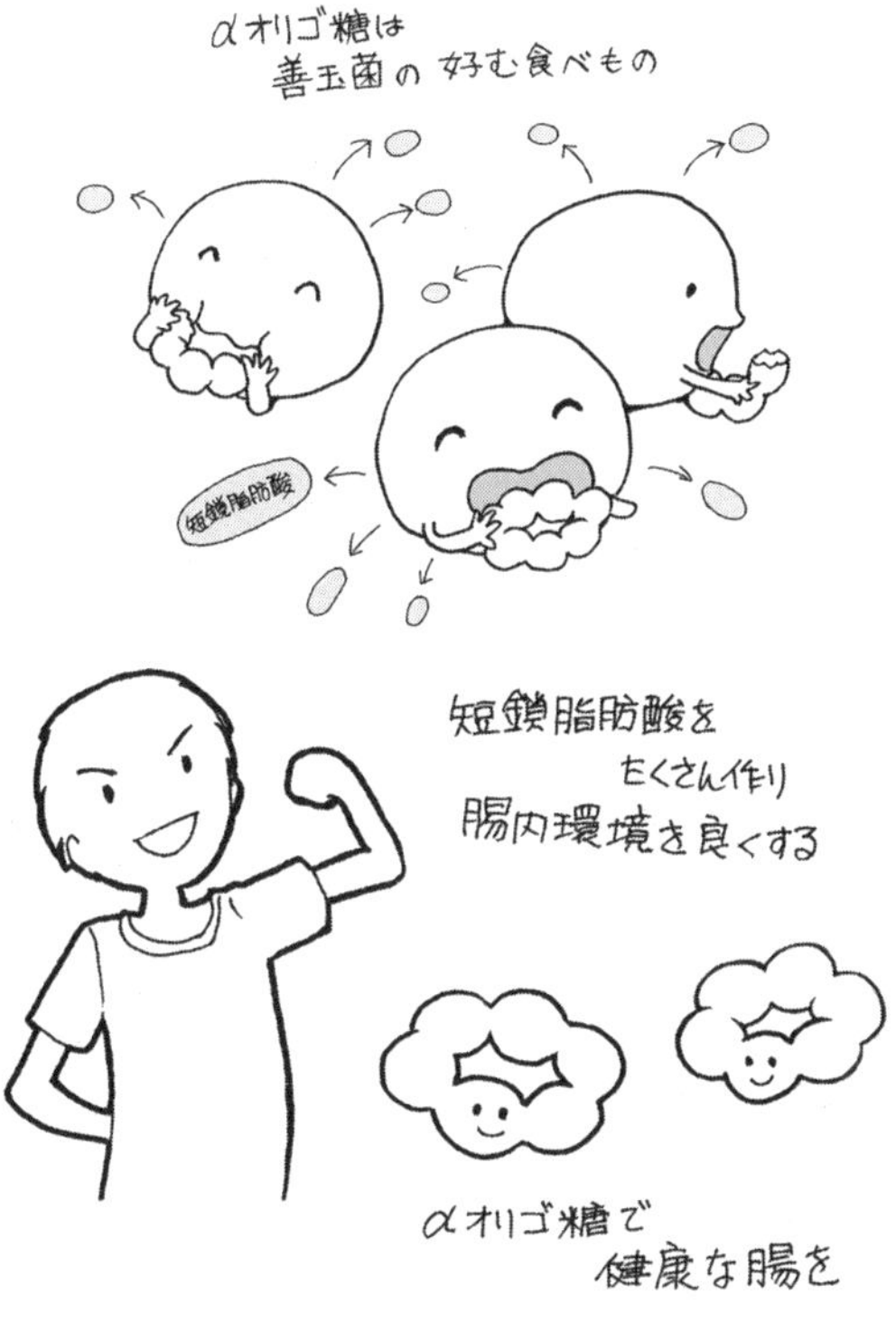
αオリゴ糖は
善玉菌の好む食べもの
短鎖脂肪酸
短鎖脂肪酸を
たくさん作り
腸内環境を良くする
αオリゴ糖で
健康な腸を

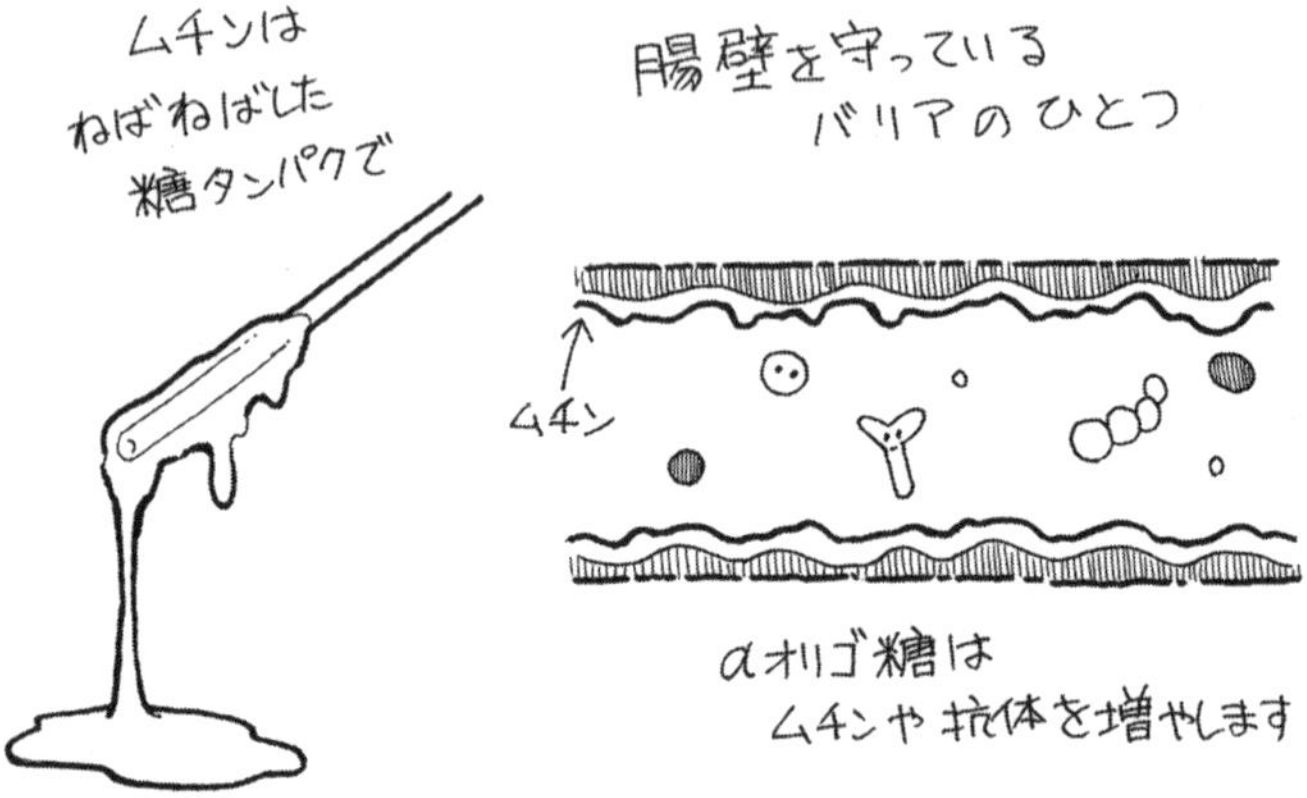
ムチンは
ねばねばした
糖タンパクで
腸壁を守っている
バリアのひとつ
ムチン
αオリゴ糖は
ムチンや抗体を増やします

8　αオリゴ糖のムチンとIgA分泌促進作用

　ムチンは粘性糖タンパク質の一つで、腸管上皮にある粘膜層の主要成分として物理的バリアの役割を担っています。また、ＩｇＡは腸管内に分泌される抗体で、病原体や毒素に結合することで体内への侵入を防ぐ生物学バリアの役割を担っています。

　このムチンやＩｇＡは、短鎖脂肪酸によって分泌が促されることが知られています。

図8はαオリゴ糖を摂取したマウスの腸管内のムチンやIgA量を調べたものです。αオリゴ糖を摂取していないマウスと比べ、αオリゴ糖を摂取したマウスではムチンやIgA量が多いことがわかります。また、ムチン量についてはラクトスクロースを摂取したマウスより優れた効果を示しました。

これらの結果は、αオリゴ糖は物理的バリアに関係するムチンや生物学的バリアに関係するIgAの分泌を促すことによって、腸のバリア機能を向上させる働きを持つ優れたプレバイオティクスであることを示唆しています。

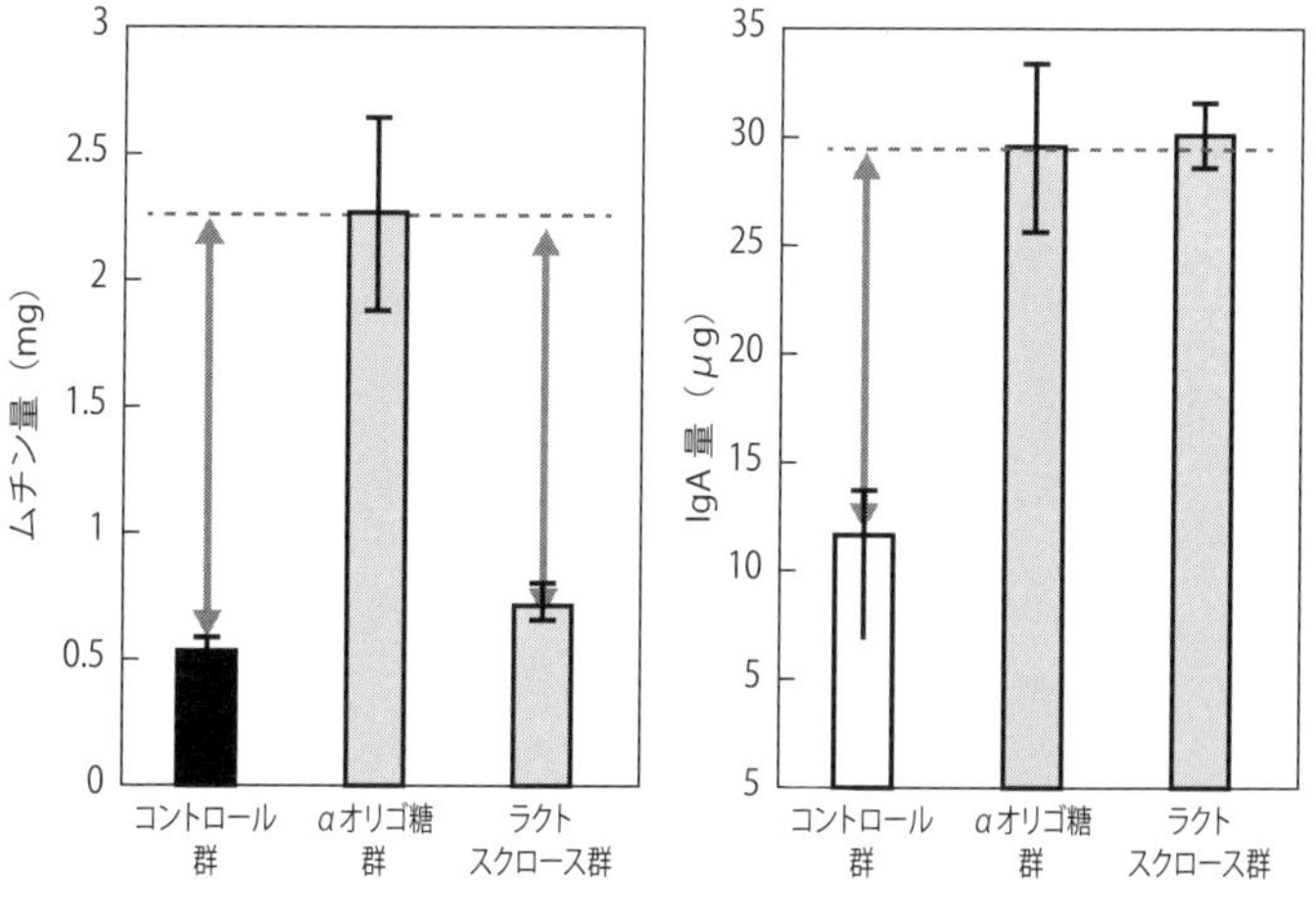

図8　αオリゴ糖のムチンとIgA分泌促進作用

9　αオリゴ糖による腸管膜保護作用

αオリゴ糖は、合成乳化剤が腸管膜を破壊する働きを直接防ぐことができます。

第1章で述べた通り、合成乳化剤の一つであるショ糖脂肪酸エステルは物理的バリアの役割を担っている腸管上皮細胞を破壊し、腸管膜を破壊する働きを持ちます。腸管膜が破壊されると、アレルゲンや病原菌など、通常は体内に入らない有害物質が取り込まれやすくなります。

その問題に対し、αオリゴ糖はショ糖脂肪酸エステルの脂肪酸部位を取り込む

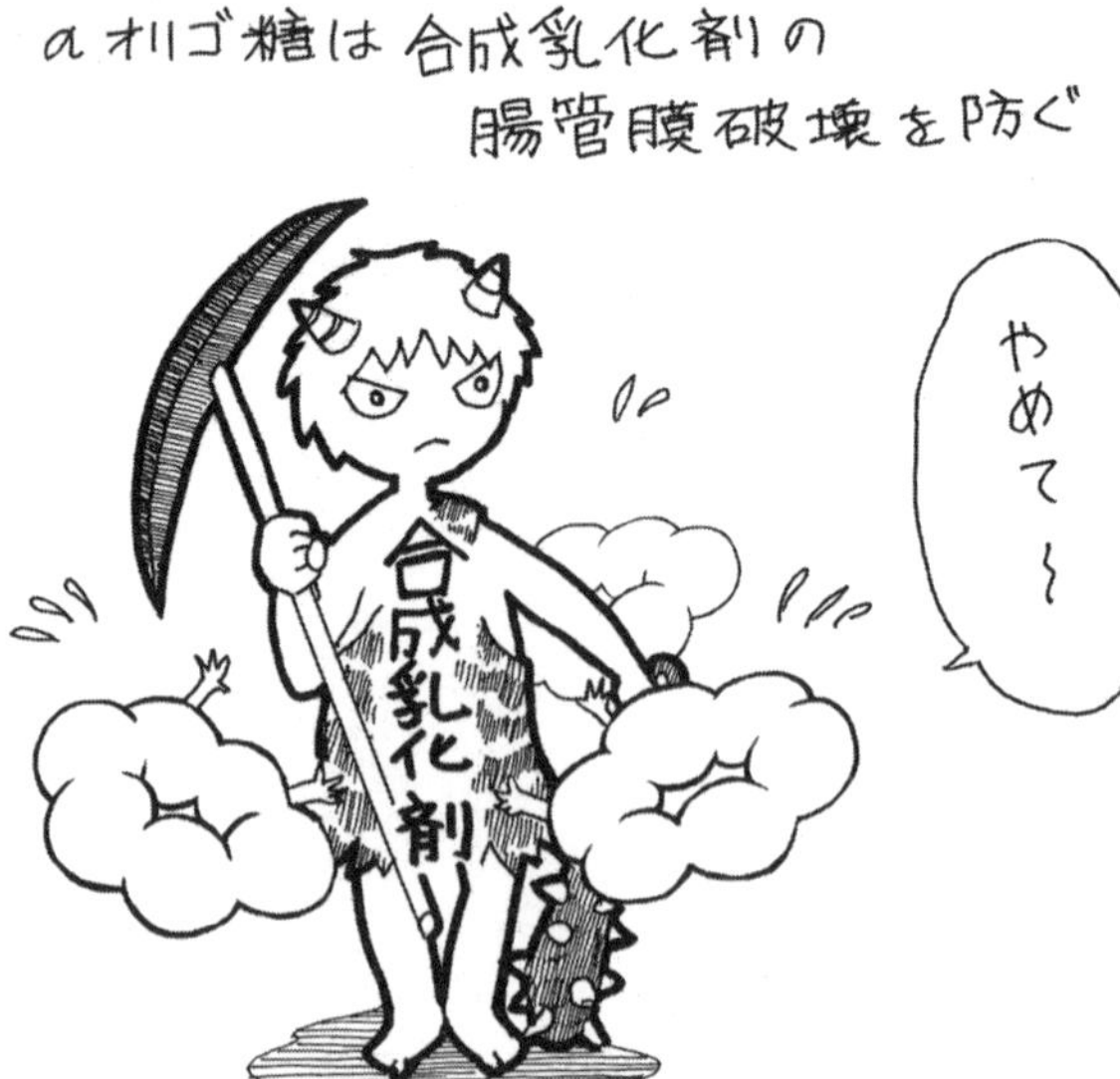
αオリゴ糖は合成乳化剤の
腸管膜破壊を防ぐ
やめて〜
合成乳化剤

（包接する）ことによって、ショ糖脂肪酸エステルの毒性を抑制し、結果的に腸管膜を保護する働きを持ちます。

図9は、ショ糖脂肪酸エステルの腸管上皮細胞に対する細胞毒性とαオリゴ糖による抑制作用について調べたものです。ショ糖脂肪酸エステルによって生じる細胞毒性がαオリゴ糖によって抑えられていることがわかります。一方、比較のために、他の食物繊維や難消化性のオリゴ糖も試験されましたが、αオリゴ糖以外のものにはショ糖脂肪酸エステルを取り込む（包接）作用がありませんので、ショ糖脂肪酸エステルが持つ細胞毒性を抑えることはできませんでした。

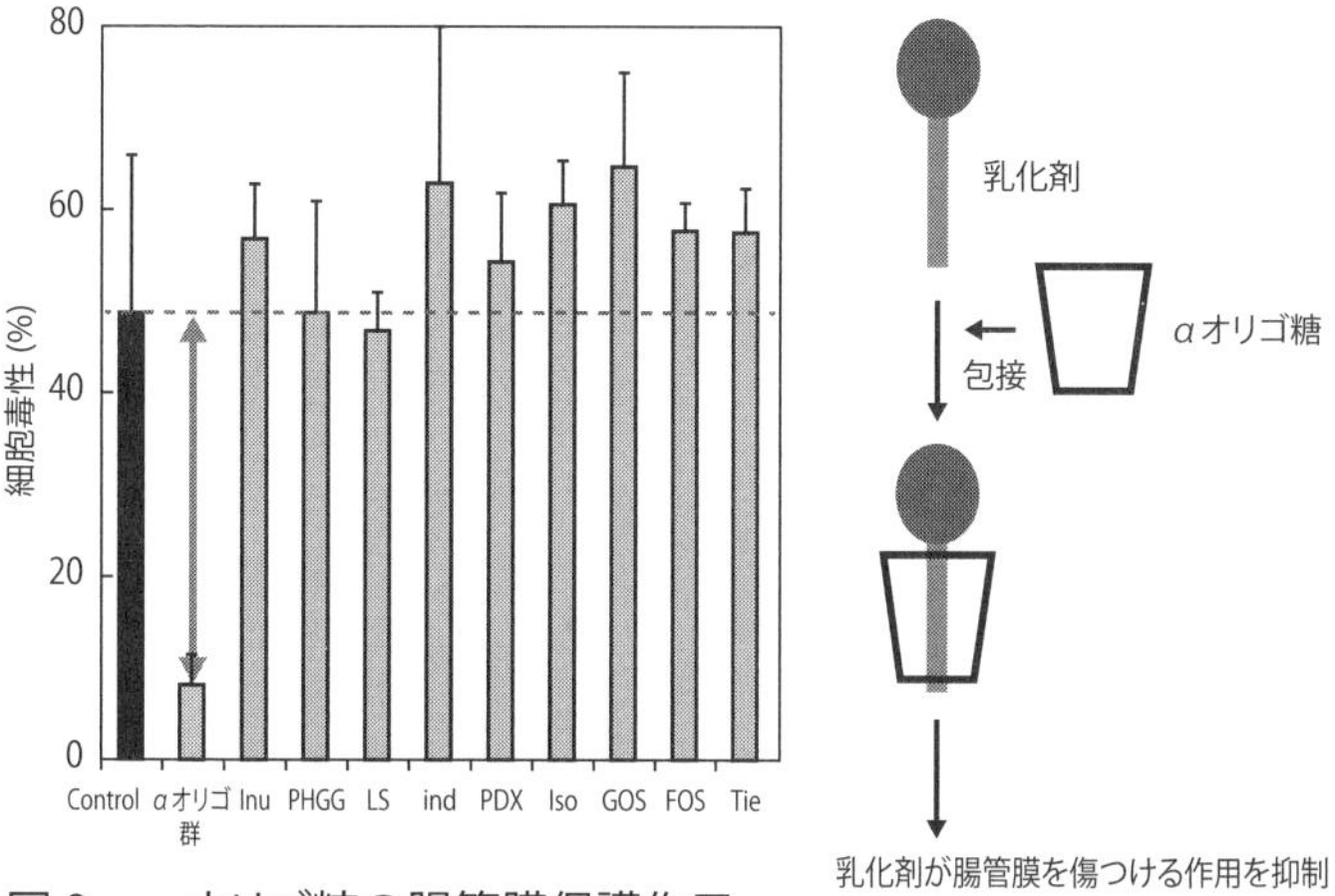

図9　αオリゴ糖の腸管膜保護作用

Control: 無添加、Inu: イヌリン、PHGG: グァーガム分解物、LS: ラクトスクロース、
Ind: 難消化性デキストリン、PDX: ポリデキストロース、Iso: デキストラン、
GOS: ガラクトオリゴ糖、FOS: フラクトオリゴ糖、Tre: トレハロース

10　αオリゴ糖のその他の健康維持・増進作用

αオリゴ糖の作用はこれだけにとどまりません。αオリゴ糖のプレバイオティクスを介した作用は、他にも抗アレルギー作用、抗肥満作用、ミネラルの吸収促進作用、骨を強くする作用、タンパク由来の腐敗産物（フェノール、パラクレゾール、インドールなど）の低減作用などを持つことが明らかにされています。また、αオリゴ糖は食物繊維的な作用も持ち合わせています。例えば、食後の血糖値の上昇抑制作用、食後の血中中性脂肪値の上昇抑制作用、飽和脂肪酸の選択的排泄作用、LDL-コレステロール低減作用、真の悪玉である小型LDL低減作用、体重低減作用などが挙げられますが、いずれもそのメカニズムには包接作用が関係しています（**表2**）。

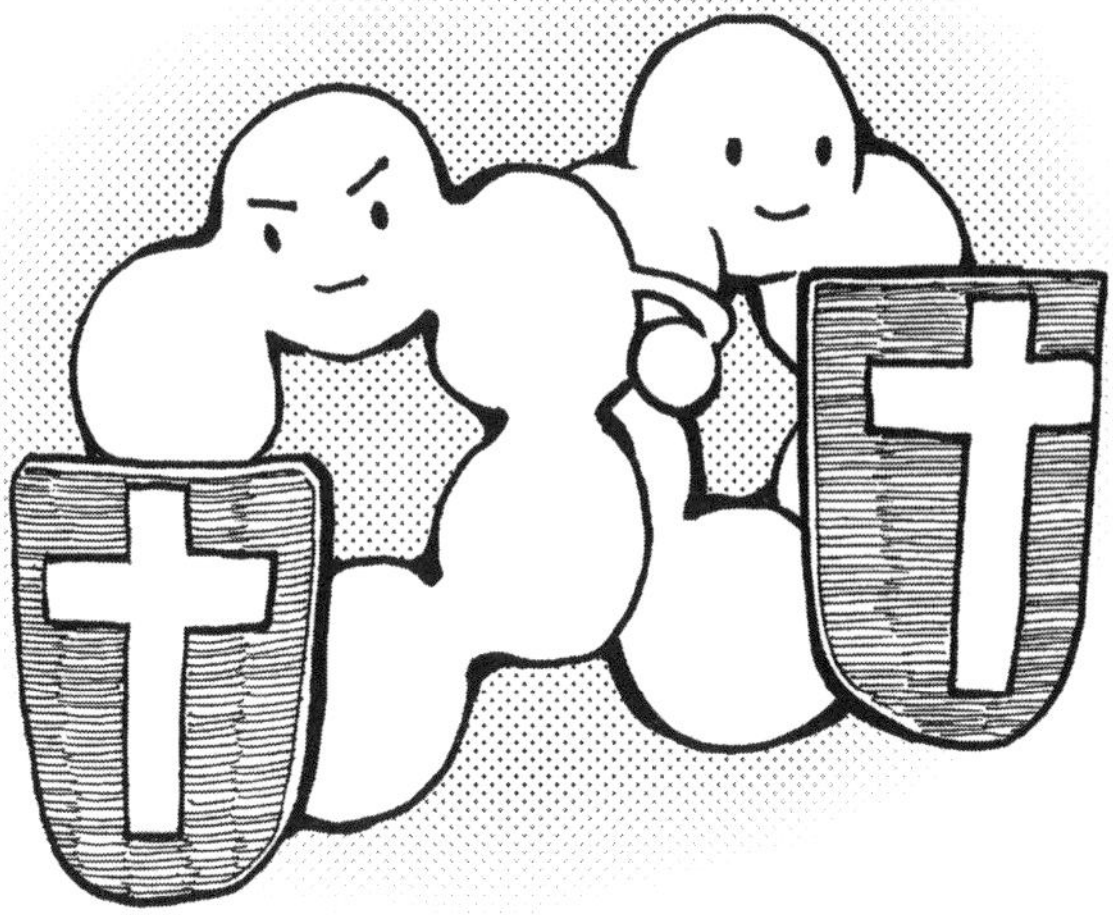

表２　αオリゴ糖の機能と包接の関係

機能	関連する分子	働き
食後の血糖値上昇抑制作用	消化酵素	消化酵素を包接することによって糖の分解・吸収を妨げる。
食後の血中中性脂肪値の上昇抑制作用	中性脂肪	中性脂肪は小腸にてミセルを形成し、消化酵素の働きによって脂肪酸に分解されて吸収される。αオリゴ糖は中性脂肪の脂肪酸部位に包接・安定なミセルを形成し、吸収を妨げる。
	脂肪酸	中性脂肪は小腸にて脂肪酸に分解されてから吸収される。αオリゴ糖は脂肪酸の中でも特に体に蓄積しやすい長鎖の飽和脂肪酸や体に良くないトランス脂肪酸を包接し、吸収を妨げる。
LDLーコレステロール低減作用	レシチン	胆汁に含まれており、脂質の小腸液への溶解と小腸からの吸収を促している。αオリゴ糖はレシチンを包接することにより、脂質の吸収を妨げる。
	飽和脂肪酸	飽和脂肪酸は肝臓で作られるコレステロールの原料。αオリゴ糖は飽和脂肪酸を包接して吸収を妨げる。

αオリゴ糖の機能

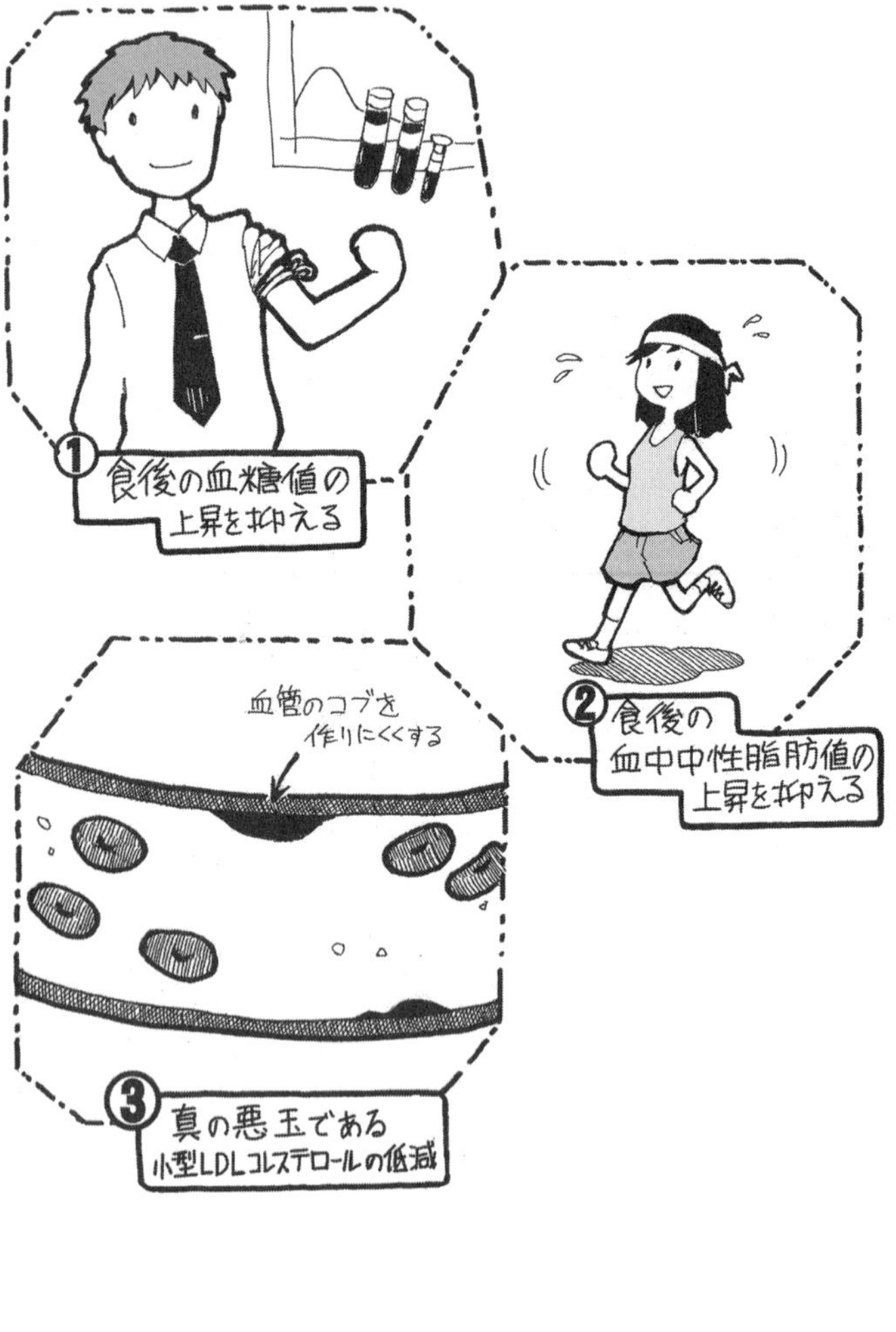

①食後の血糖値の上昇を抑える
②食後の血中中性脂肪値の上昇を抑える
血管のコブを作りにくくする
③真の悪玉である小型LDLコレステロールの低減

第3章　『αオリゴ糖』の乳化作用とレシピ集

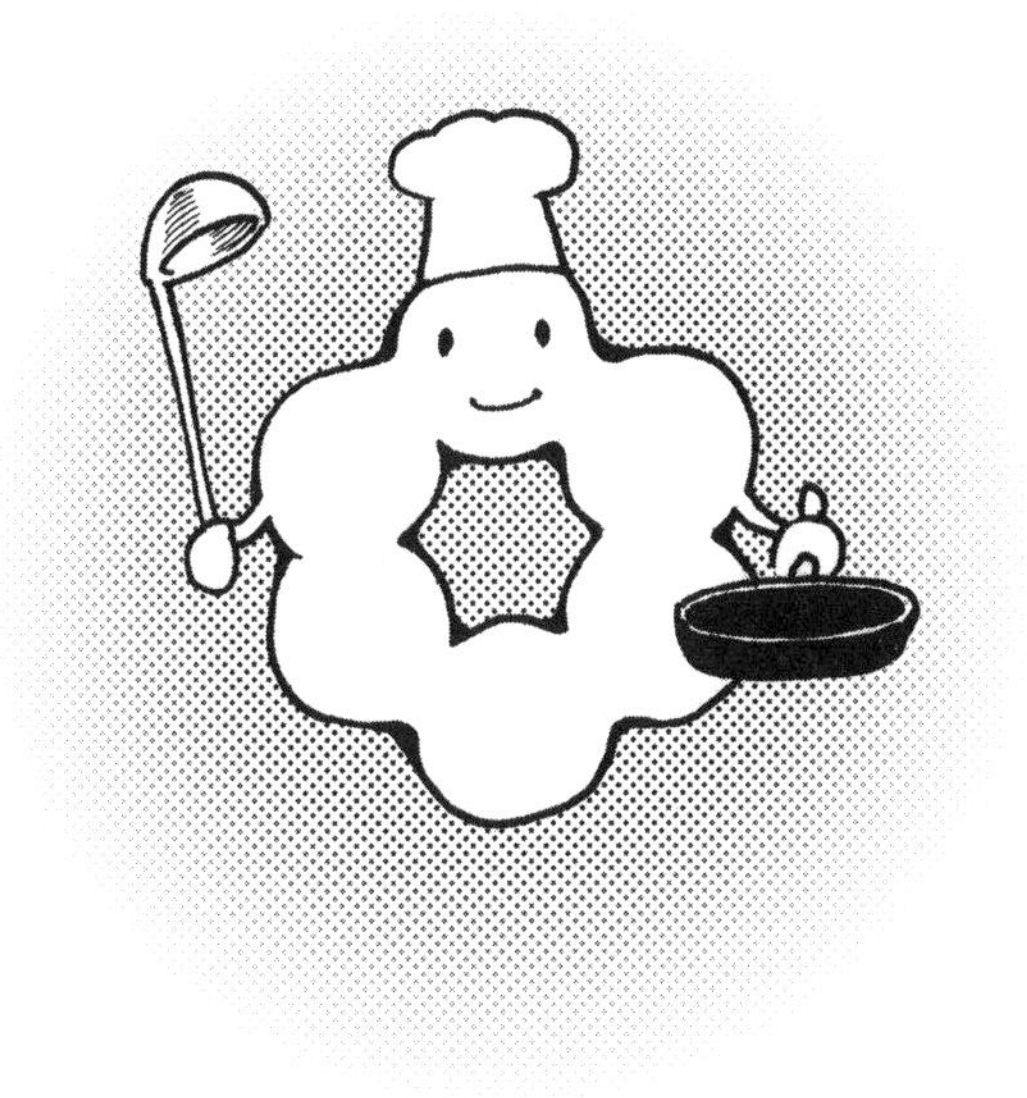

1　乳化剤を摂らないためのαオリゴ糖

これまで第1章では、合成乳化剤が腸バリアを破壊すること、第2章では、αオリゴ糖の摂取による腸のバリア機能の保護作用について述べてきました。

最後に、合成乳化剤を用いない方法として、αオリゴ糖を利用した食品レシピについて紹介します。αオリゴ糖は乳化剤ではありませんが、食用油やタンパクを包接することによって乳化作用やタンパクの気泡性を改善する作用を持っており、様々な食品に利用することができます。

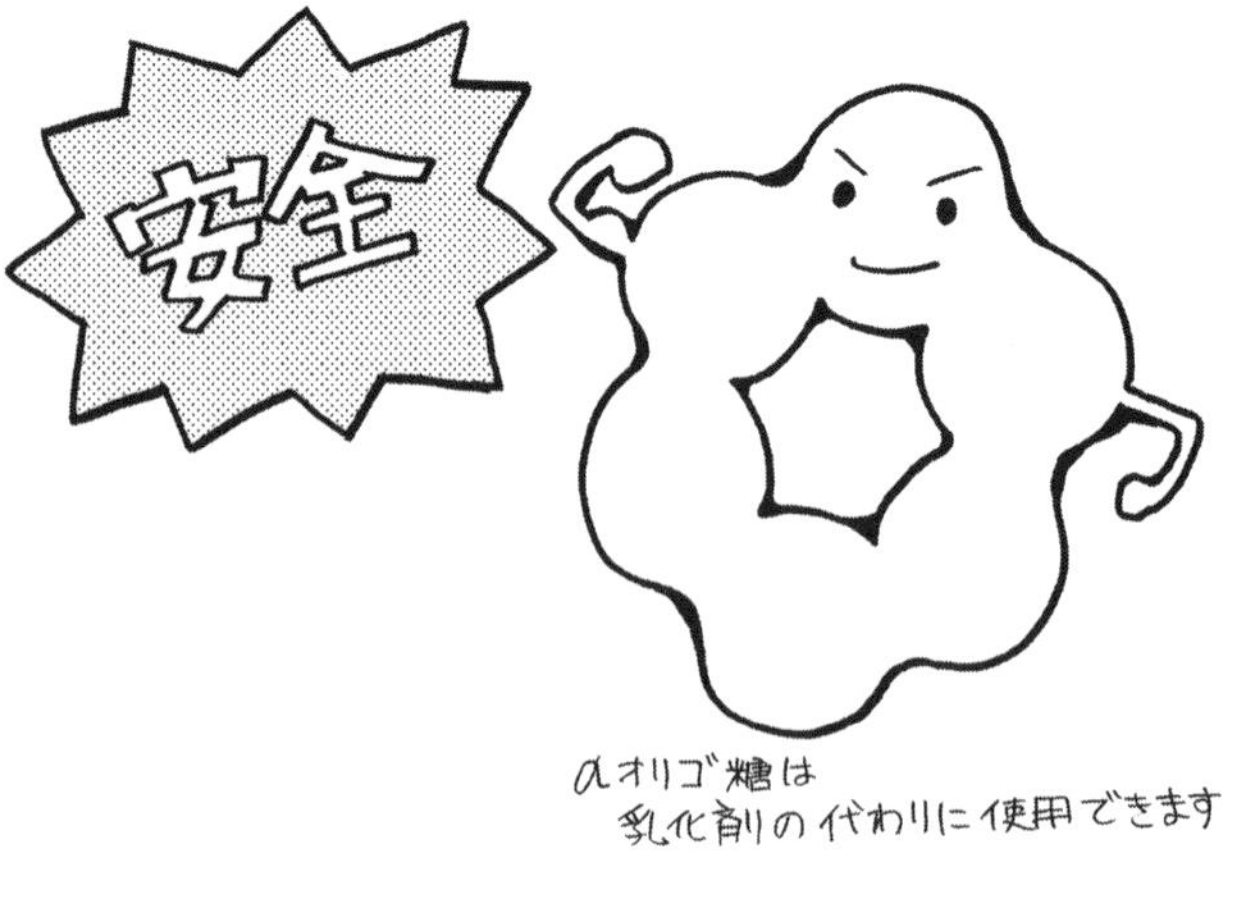
安全
αオリゴ糖は
乳化剤の代わりに使用できます

2　αオリゴ糖の乳化作用

第1章でも触れましたが、乳化とは、本来混ざらない水と油が混ざった状態になることをいい、水と油を混ぜるために乳化剤が使われます。乳化剤は、糖などの親水性部分（親水性基）と脂肪酸のような疎水性部分（疎水性基）で構成されています。そのため、乳化剤は水と油の境界面（界面）に存在することができ、水と油を仲介することによって混ざった状態（乳化状態）を作り出すことができます。

αオリゴ糖と食用油と水をミキサーで撹拌すると、乳化状態になります（**図10**）。この理由は、αオリゴ糖の包接作用が関係しています。食用油はグリセリンに脂肪酸が3本くっついた構造をしていますが、αオリゴ糖は食用油の脂肪酸部分の一つを包接し、その部分を親水性にします。一方、食用油

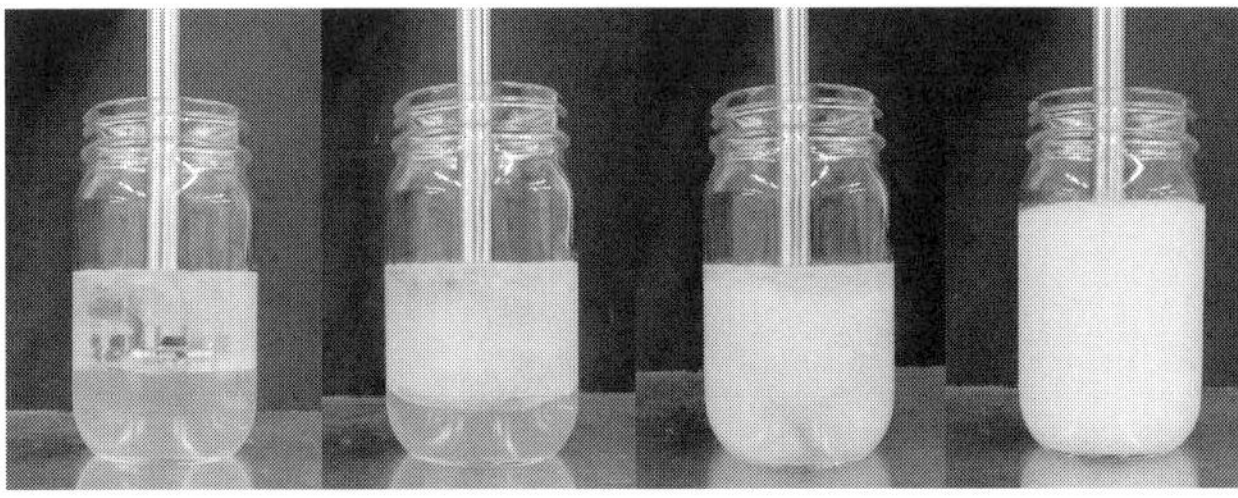

図10　αオリゴ糖の乳化作用

の残りの脂肪酸部分は疎水性のままですので、乳化剤のような形となり、乳化剤として働くようになります（**図11**）。ちなみに、通常のオリゴ糖は包接作用を持ちませんので、乳化作用も持ちません。

3　αオリゴ糖によるタンパク質の気泡安定化作用

タンパク質はアミノ酸が鎖状に数多く連なったものをいいます。タンパク質を構成しているアミノ酸は20種類ありますが、アミノ酸には親水性のものと疎水性のものが存在します。そのため、タンパク質はその構造中に親水性部分と疎水性部分が存在し、乳化作用や気泡を形成する作用を持ち

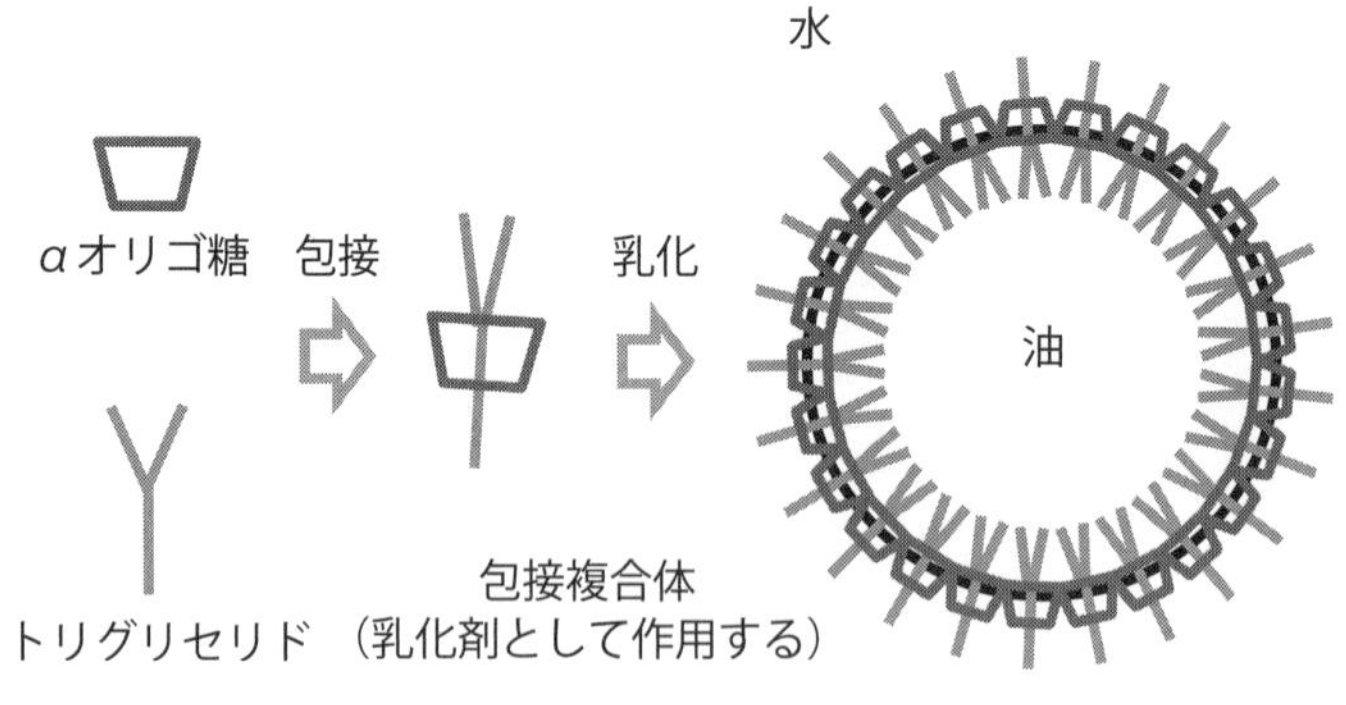

図11　αオリゴ糖の乳化メカニズム

ます。例えば、ビールの泡は炭酸ガスによって水中に出来る気泡がタンパク質などによって液の表面で安定に保たれたものです。タンパク質による気泡形成が関係している食品は、アイスクリーム、パン、ケーキ、ホイップクリーム、カプチーノの泡の部分など多種多様です。

前節にて、αオリゴ糖は食用油を包接することで乳化作用を発揮することについて説明しましたが、αオリゴ糖はタンパク質が作る気泡を安定化することができます（**図12**）。その理由は、やはりαオリゴ糖が持つ包接作用によるもので、αオリゴ糖はタンパク質に含まれる疎水性アミノ酸部分を包接することによってタンパク質が作る気泡を維持させているものと考えられています。この原理を応用することによって、カプチー

撹拌前		撹拌10分後		撹拌20分後	
Dex	αオリゴ糖	Dex	αオリゴ糖	Dex	αオリゴ糖

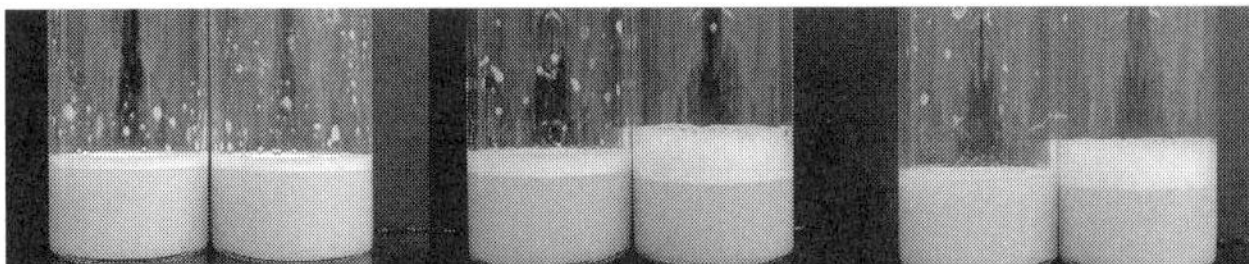

図12　αオリゴ糖のタンパク質気泡安定性

乳性タンパク（WPC）2 g およびαオリゴ糖 0.4 g を水 17.6g に加えて撹拌した。
比較として、αオリゴ糖の代わりに普通のオリゴ糖（デキストリン：Dex）を加えて試験した。

ノなどのタンパク質が関係した泡の形成を助けたり、安定化させることも可能です。

4　αオリゴ糖の乳化や気泡安定化作用が利用できる食品

αオリゴ糖は、前述の通り、油を包接すると乳化作用を発揮し、タンパク質を包接すると気泡の安定化作用を発揮しますので、これらの作用を利用することによって様々な食品を作ることができます。

本節では、αオリゴ糖のそれらの性質を利用した食品の中から、マヨネーズ様ドレッシング、ホイップクリーム、アイスクリーム、ソーセージ、パン、エッグフリーのケーキ、マカロン、無脂肪のムースのレシピについて紹介します。

αオリゴ糖の乳化作用や気泡安定作用は
様々な食品に応用できます

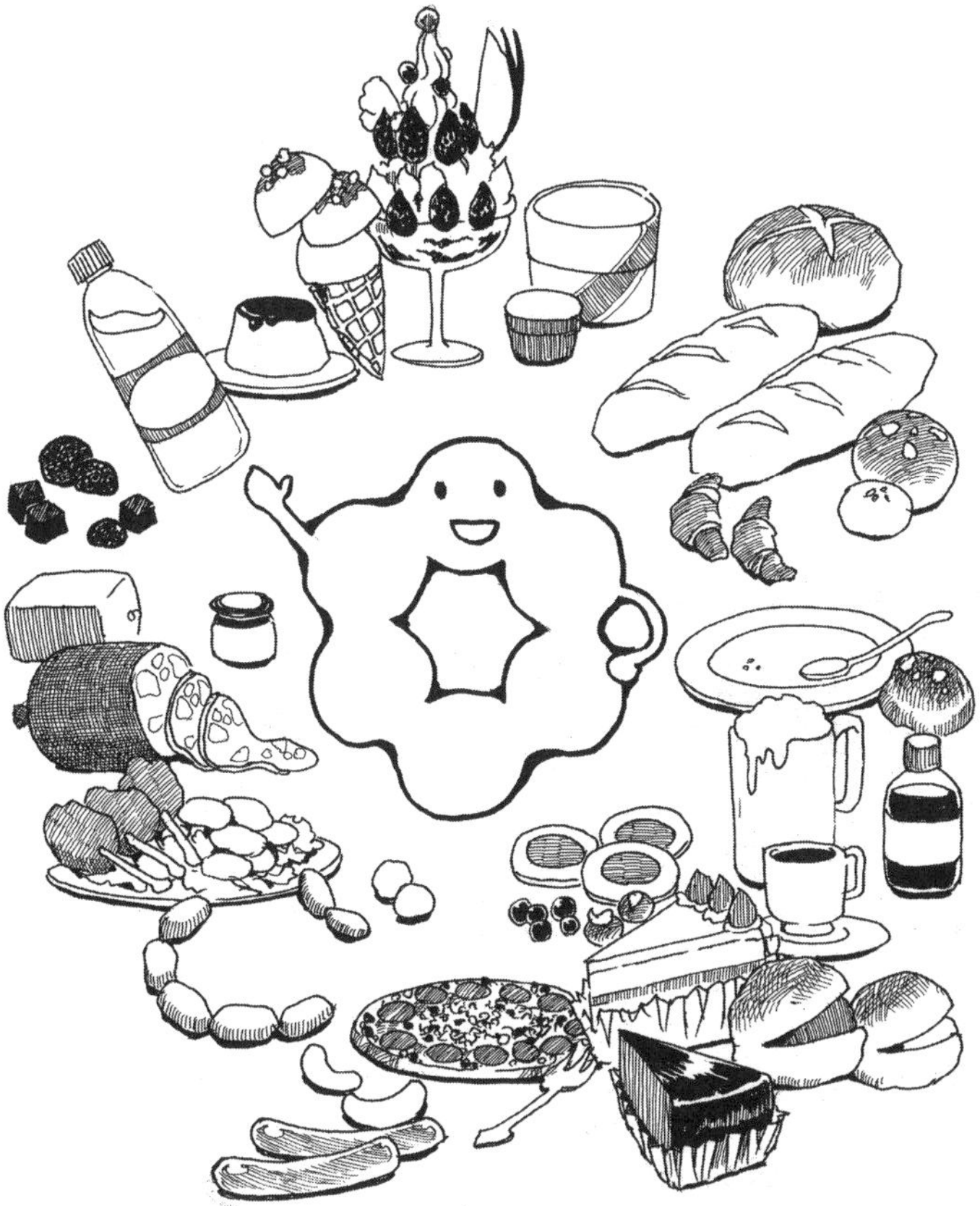

（1）マヨネーズ様ドレッシング

マヨネーズは油の量が多い乳化物で、全体のおおよそ三分の二が油でできています。その他は水、卵、お酢、香料、調味料などです。油と水が混ざり合っているのは卵の作用によるものですが、卵の代わりにαオリゴ糖を少量加えると、マヨネーズのような食感の乳化物を作ることができます（**表3**）。この方法を使うと、乳化剤を用いることなく、さらに卵が食べられない人でも安心なマヨネーズ様ドレッシングをつくることができます。さらに、αオリゴ糖や油の配合率を変えると、粘性が大きく変わるため、様々なドレッシングを作ることが可能です（**図13**）。

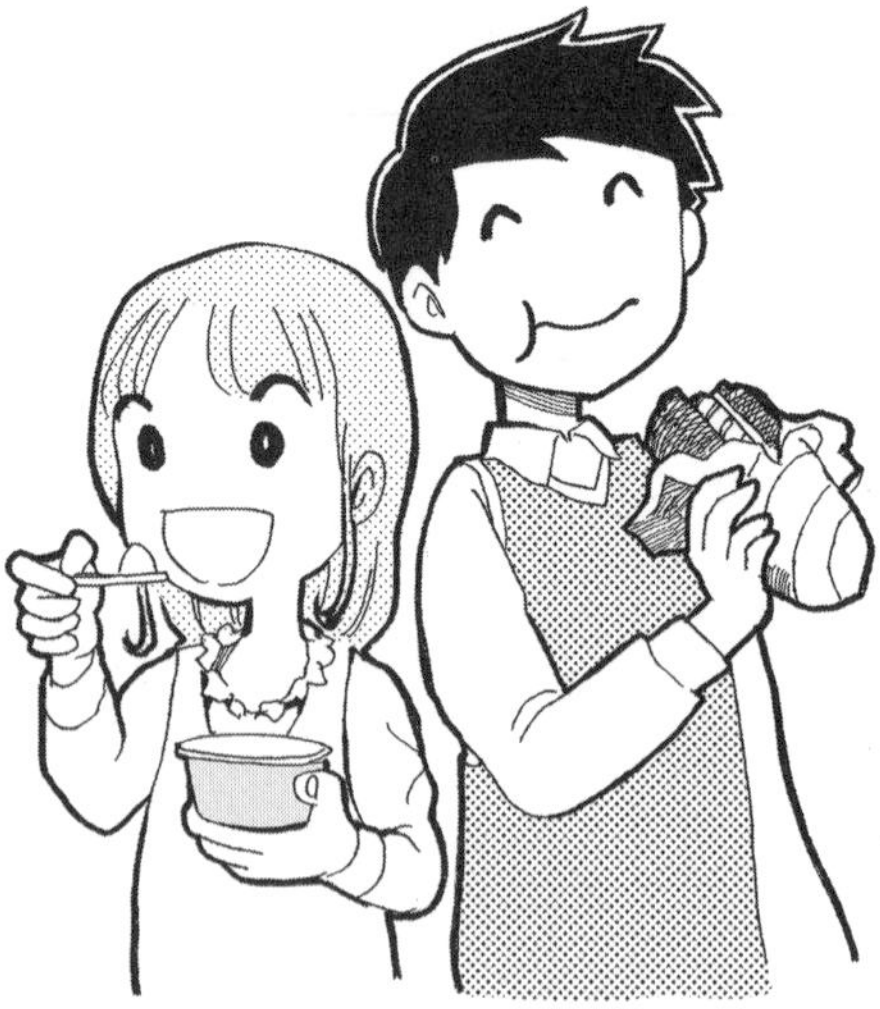

表3 αオリゴ糖マヨネーズ様ドレッシングのレシピと作り方

組成	重量（%）
キャノーラ油	65.0
水	20.93
ホワイトビネガー	8.0
ハチミツ	2.0
αオリゴ糖	1.5
食塩	1.0
マスタード	1.0
レモン濃縮果汁	0.5
ターメリックパウダー	0.03
白こしょう	0.03
パプリカパウダー	0.01

作り方	
1	ボールにαオリゴ糖、食塩、砂糖類、保存料、水を加え、均一になるまで撹拌する（ミキサーの場合は 5,000rpm で 30 秒など）
2	そこに、酢、マスタード、スパイスを加え、さらに撹拌を続ける。
3	撹拌しながら、水相に油をゆっくりと加える（上記ミキサーの場合は 5,000rpm、4 分）。

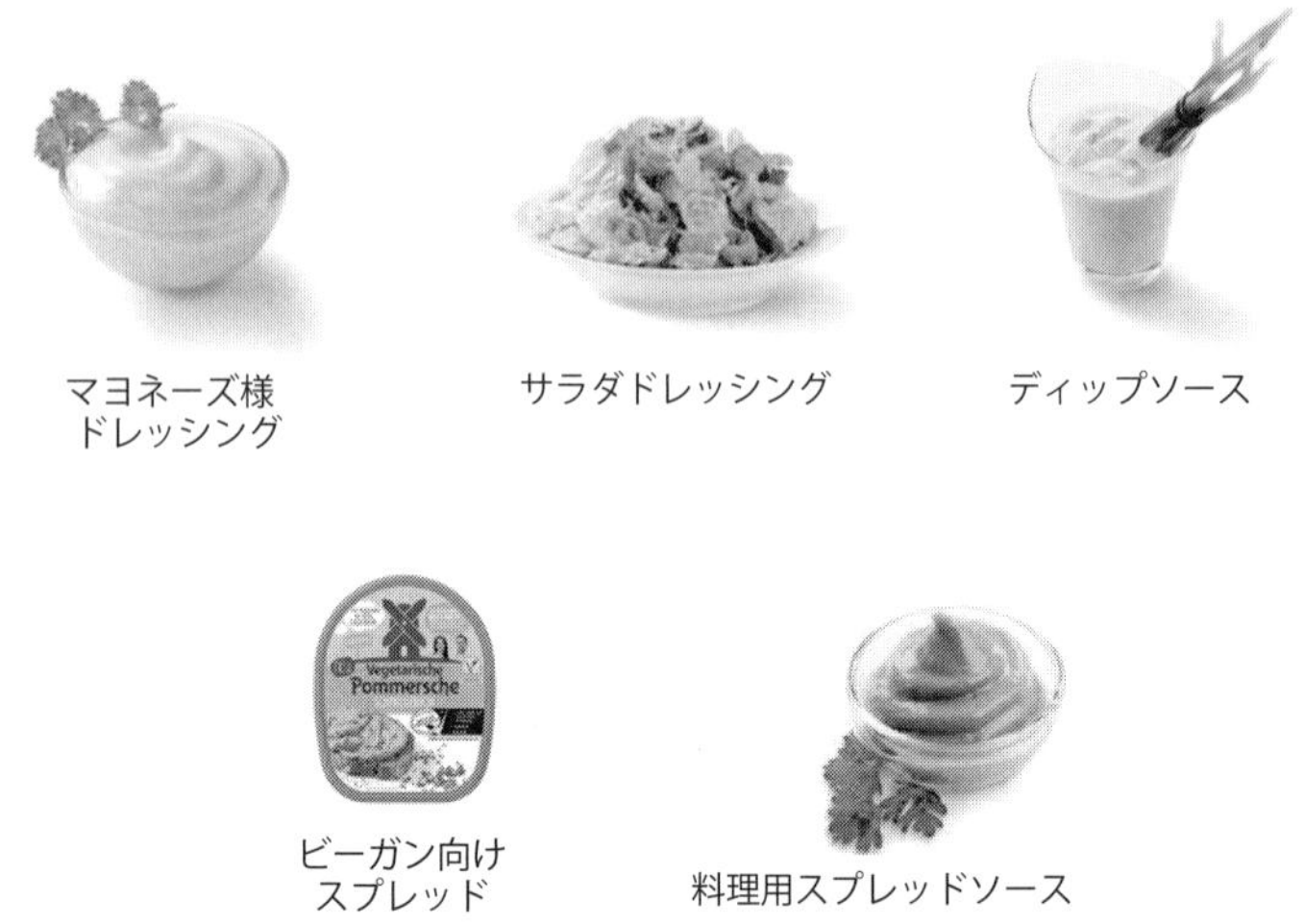
マヨネーズ様
ドレッシング
サラダドレッシング
ディップソース
Vegetarische
Pommersche
ビーガン向け
スプレッド
料理用スプレッドソース

図13　αオリゴ糖マヨネーズ様ドレッシングの応用例

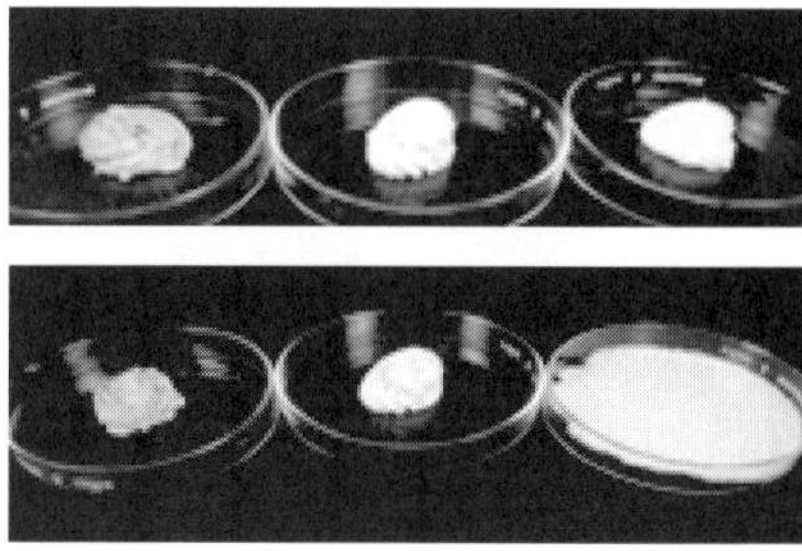

図14　αオリゴ糖ホイップクリームの熱安定性

（2）ホイップクリーム

ホイップクリームは、生クリームもしくは植物油に乳化剤などの添加剤を加えたものに砂糖を加えてホイッピングして作られるクリームで、ショートケーキやロールケーキなどに利用されています。

αオリゴ糖は、乳化剤を使わずにホイップクリームをつくることができます（**表4**）。そして、普通のホイップクリームは少し暑い環境に置いておくと、その形状を維持できずに液状になってしまいますが、αオリゴ糖を用いたホイップクリームはそれと比べて熱に強い特徴を持っています（**図14**）。

表4 αオリゴ糖ホイップクリームのレシピと作り方

組成	重量 (%)
粉糖	61.6
大豆油	12.4
グラニュー糖	(粉糖の置き換え可能)
ソルビトール	5.0
αオリゴ糖	3.0
コーンシロップ 42DE	1.5
コーンシロップ 63DE	1.5
香料	0.2
食塩	少量
保存料(ソルビン酸カリウム)	0.05
クエン酸	0.04
水	残り

作り方	
1	鍋にクエン酸、保存料、ソルビトール、αオリゴ糖、粉糖の半分(粉糖の代わりにグラニュー糖を使用することができる)、水を入れて、溶けるまで加熱する(60～65℃)。
2	コーンシロップを含むミキシングボウルに移し、中速で1分間泡立てる。
3	中速で混合しながら、フレーバーパウダーを油にブレンドする。
4	高速で1分間ホイップし、側面をこすり落とす。さらに2分間ホイップを続ける。
5	残りの粉糖を加え、なめらかなクリーム状になるまで撹拌する。

（3）アイスクリーム

アイスクリームは、牛乳などの乳製品、砂糖、乳化剤、香料などを、かき混ぜながら冷やして固めた冷菓のことをいいます。冷菓であっても乳製品を使わないもの（乳固形分を含まないもの）はアイスクリームに分類されません。かき氷、シャーベットなどは基本的にアイスクリームではなく、氷菓に分類されます。

市販のソフトクリーム用のアイスクリームミックスにαオリゴ糖を加えて、ソフトクリームを作ると、αオリゴ糖の添加量によって口どけが早くなったり、遅くなったりすることが報告されています（**図15**）。アイスクリームミッ

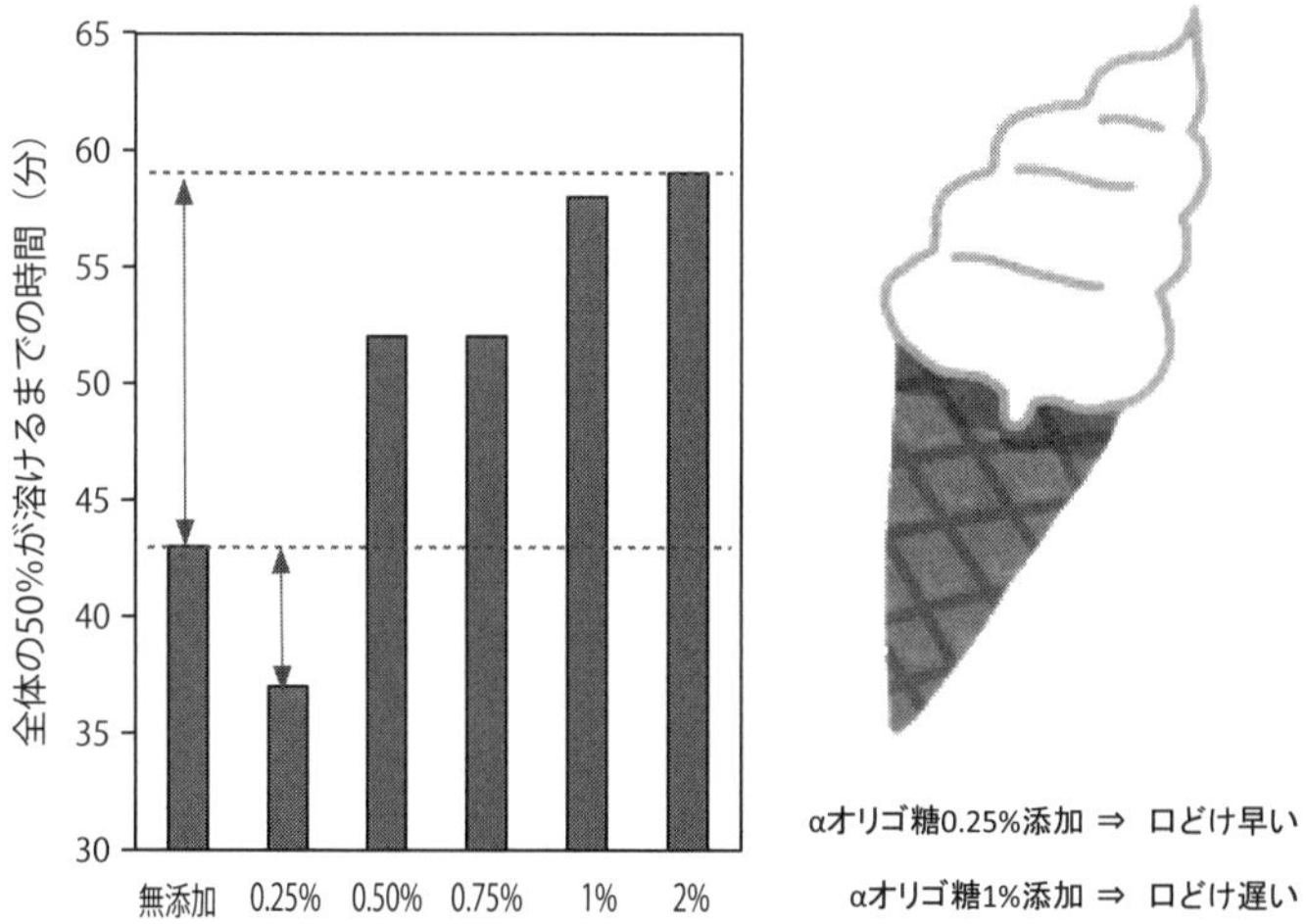

図15　アイスクリームの溶け方に対するαオリゴ糖の影響

クスやソフトクリーム製造機の値段は最近安くなっていますので、試してみてはいかがでしょうか。

(4) ソーセージ(フランクフルト)

ソーセージは、豚肉、鶏肉、牛肉、魚肉などのミンチを主原料として、調味料などを加えて混ぜた後に、腸や人工のケーシング(袋状のもの)に詰めて加熱処理することで作られています。日本では太さが20mm以上のものをフランクフルトソーセージ、20mm未満のものをウィンナーソーセージと呼んでいます。ソーセージ中には動物性の油脂が含まれていますが、その一部はエマルション(乳化物)を形成し、それがソーセージの物性や食感に影響を与えています。

鶏肉のフランクフルトを作る際にαオリゴ糖を配合しておくと、油脂の乳化状態の安定性や、硬さ、そしゃく性が改善することが確かめられています(**表5**)。フランクフルトを

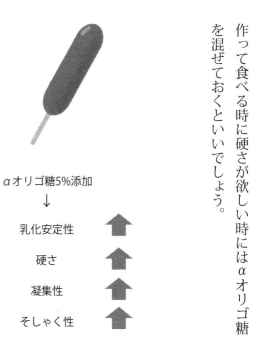

作って食べる時に硬さが欲しい時にはαオリゴ糖を混ぜておくといいでしょう。

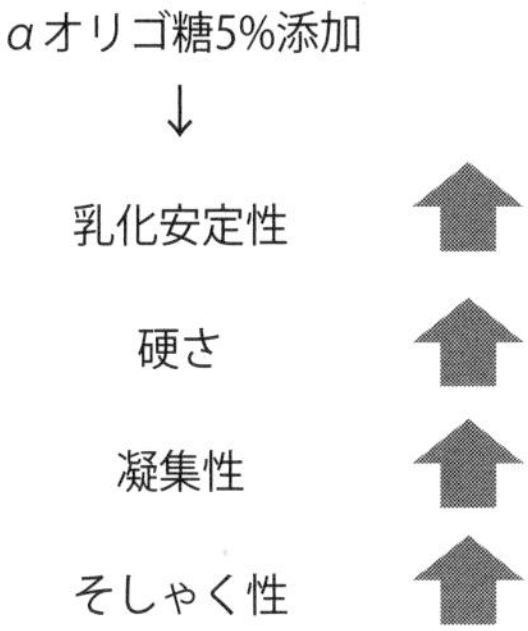

表 5 αオリゴ糖チキンフランクフルトサンプルの性質

	乳化安定性	硬さ	そしゃく性
対照	97.70	16.33	9.30
αオリゴ糖 5%	99.85	26.58	14.53
小麦繊維 1.5%	95.95	25.90	13.64
αオリゴ糖 5%＋小麦繊維 1.5%	100	33.4	16.92

Henck JMM et al, Br Poult Sci (2019) 60:716 より改変

（5）パン

パンは、一般的に小麦粉や砂糖、食塩、油脂、水などにドライイーストなどの酵母菌を加えて混ぜ合わせた生地を発酵させた後に、焼成することで作られています。市販のパンには乳化剤がよく用いられていますが、乳化剤は、油脂を乳化させる作用や生地の膨らみ、パンの食感や老化を改善させる働きをします。パンの老化とは、パンを作ってから時間が経過することにより、水分が蒸発し、デンプンが硬くなることでパンの食感や品質が低下することをいいます。

αオリゴ糖は、冷凍生地を用いた製法において、パンの品質を向上させることが確かめられて

表6　αオリゴ糖冷凍生地パンのレシピ

成分配合比	対照パン	αオリゴ糖パン
小麦粉	100	100
砂糖	6	6
食塩	1.6	1.6
αオリゴ糖	0	0～3
バター	8	8
ドライイースト	0.5	0.5
水	61.3	64.0

表の値は、小麦粉を 100 とした成分配合比を表している。
Henck JMM et al, Br Poult Sci (2019) 60:716 より改変

います（**表6**）。冷凍生地を用いたパンの製法は、外食産業や加工食品でよく用いられる技術で、製造工程の煩雑さを軽減し、保管コストを節約するメリットがあります。一方、パン生地を凍結処理すると、酵母の発酵性が低下するため、パンのボリュームや食感が低下する問題があります。

この製法において、小麦粉に対してαオリゴ糖を2％添加しておくと、αオリゴ糖を添加していない対照のパンと比べて、パン生地の吸水性や発酵性が向上し、焼成したパンの膨らみや硬さおよび弾力性の改善が認められました（**図16**）。さらに、3週間冷凍保存した後に再焼成した際においても、αオリゴ糖を2％添加したパンは、対照のパンよりも優れた食感を示したことから、αオリゴ糖は

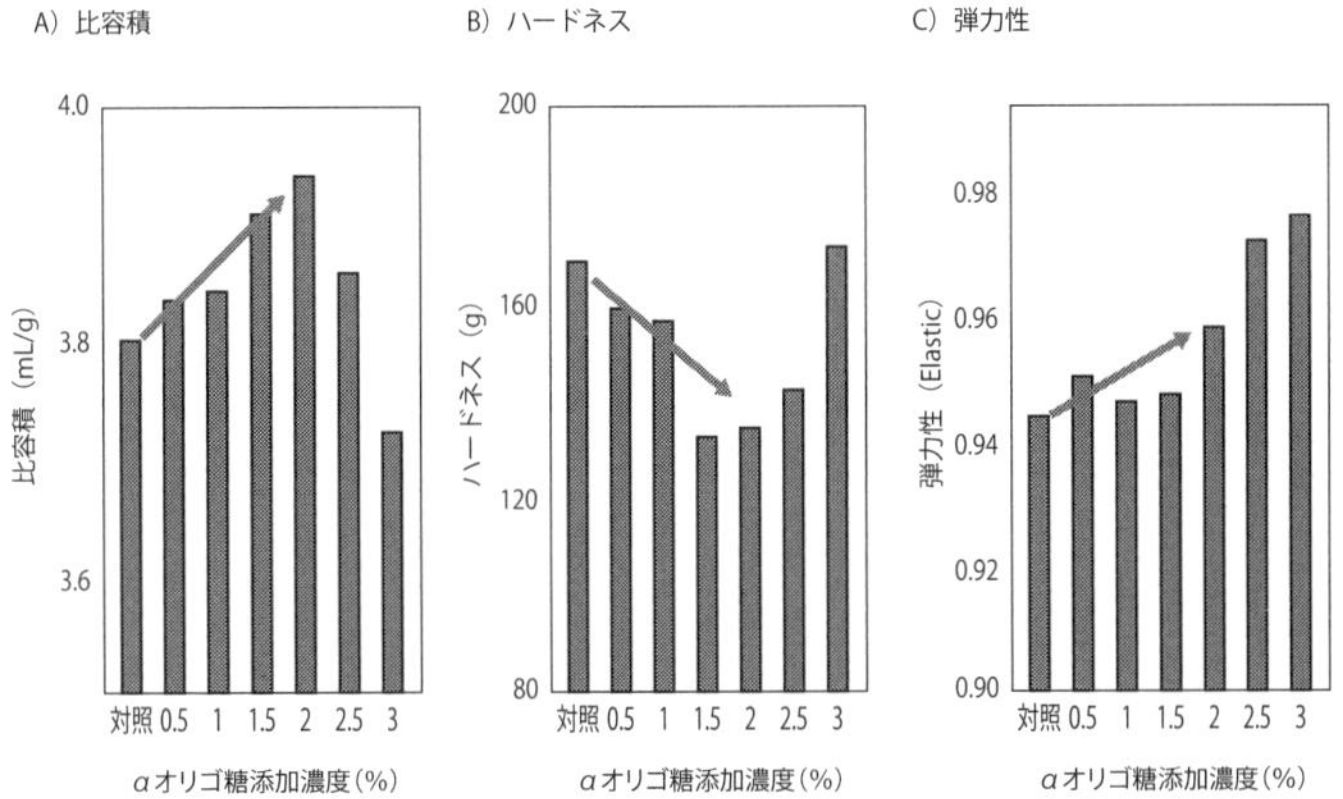

図16　αオリゴ糖冷凍生地パンの性質

Zhou J et al, Foods (2019) 8:174 より改変

パンの老化を遅延させることも確認されています。

なお、この作用は冷凍生地パンに限りませんので、ホームベーカリーでパンを作る時にαオリゴ糖を加えてみてはいかがでしょうか（添加量はレシピなどによって異なりますが、１％を基準にアレンジしてみてください）。

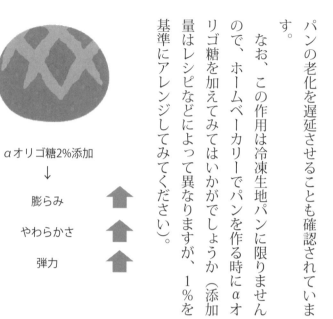

αオリゴ糖2%添加
↓
膨らみ ↑
やわらかさ ↑
弾力 ↑

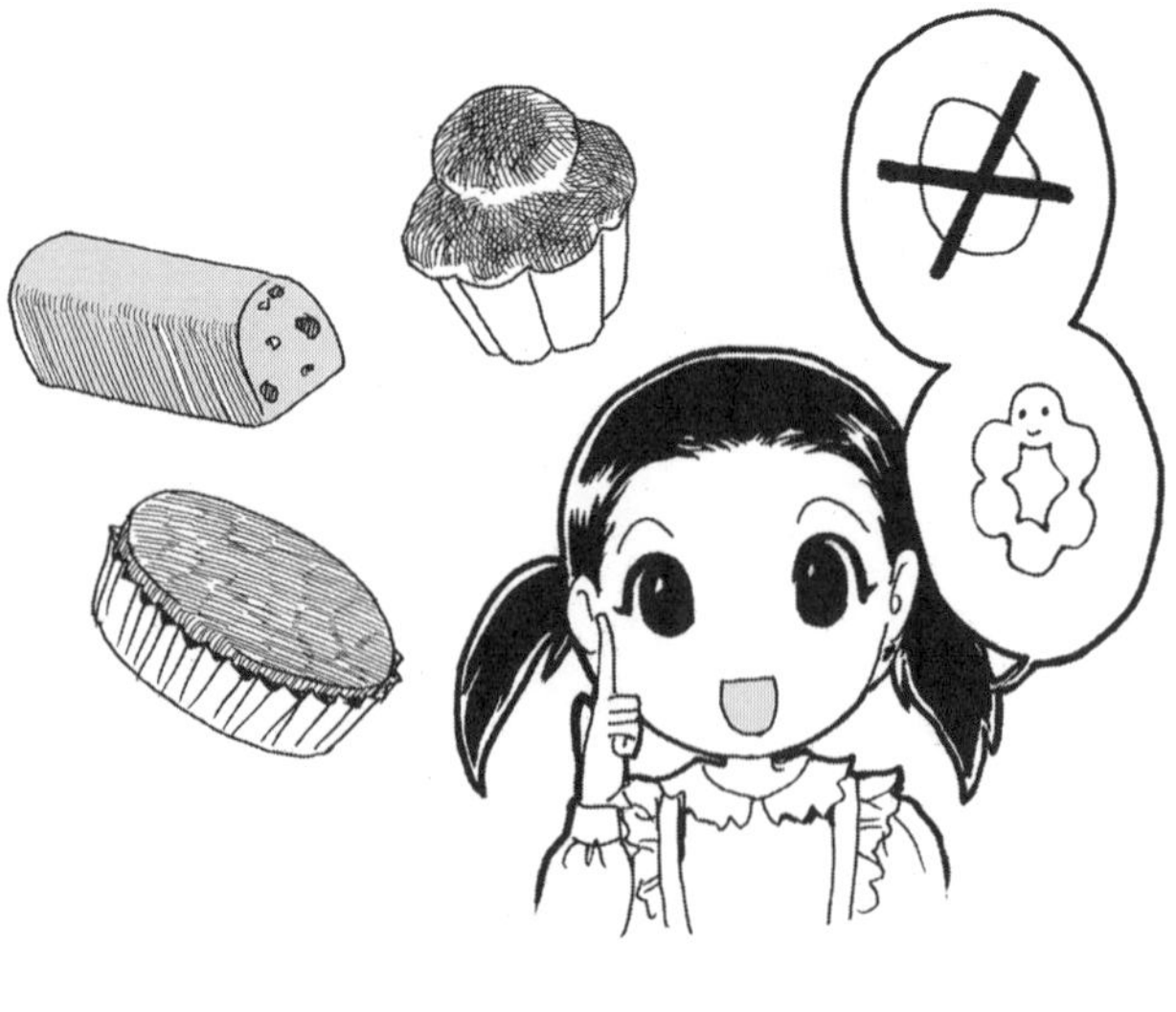

（6）エッグフリーのケーキ

卵は、ご存知の通り、パンやケーキをはじめとした多くのベーカリー食品にとって非常に便利な食材で、乳化作用や膨らみ、テクスチャー、うま味など様々な面で、いい影響を与えます。しかしながら、卵アレルギーを持つ人はこれらの食品を自由に食べることができません。

αオリゴ糖と乳タンパク質を組み合わせて使うと、卵を使わずに卵を用いたような膨らみや柔らかさ、弾力を持つケーキ（マフィンやパウンドケーキ、ブリオッシュ、スポンジケーキなど）を作ることができます。**表7**はマフィンの処方例と作り方ですが、卵24重量％の代わりに、水19・1％、αオリゴ糖1・0％、乳タンパク質3・5％を用いることが、このレシピの肝です。**図17**は、エッグフリーマフィンを焼いた時の写真ですが、卵を用いないマフィン（エッグフリーマフィン）と比べて、膨らんでいる様子がわかります。

表7　αオリゴ糖を用いたエッグフリーマフィンのレシピと作り方

成分配合比	対照のマフィン	αオリゴ糖エッグフリーマフィン
小麦粉	17.4	17.4
植物油	19.4	19.4
卵	23.6	—
砂糖	26.7	26.7
水	4.4	23.5
デンプン	7.4	7.4
αオリゴ糖	—	1.0
ベーキングパウダー	0.6	0.6
乳化剤	0.3	0.3
食塩	0.2	0.2
乳タンパク	—	3.5

作り方	
1	粉末材料だけをミキサーで予備撹拌する（低速、1分）。
2	そこに水、植物油を添加してから低速で1分撹拌する。
3	さらに、中速で10秒撹拌してから、低速で1分撹拌する。
4	カップに注いでオーブンで焼成（180℃、16～20分）する。

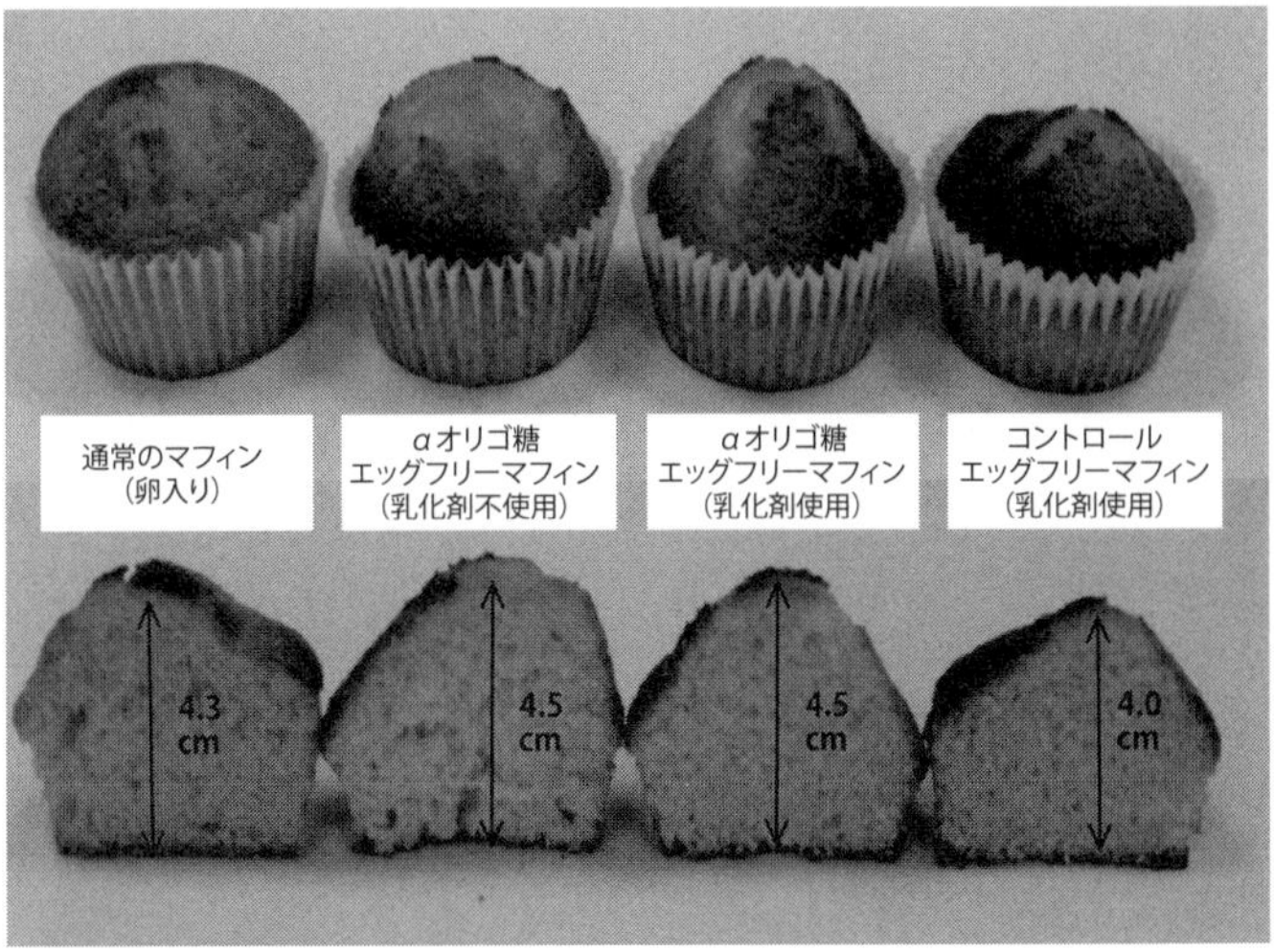

図17　αオリゴ糖エッグフリーマフィン

（7）マカロン（メレンゲ含有食品）

メレンゲは、卵白に砂糖を混ぜて泡立てたものですが、マカロンはメレンゲを用いて作られる焼き菓子の一つです。マカロンを作ったことがある人は少ないかもしれませんが、マカロンを作る際、側面に出来るピエと呼ばれる構造を形成させることは非常に難しいとされています。

αオリゴ糖と増粘多糖類を組み合わせて使うと、ピエをより簡単に作ることができます。その配合量については、乾燥卵白に対してαオリゴ糖を30〜100%、さらにαオリゴ糖に対して増粘多糖類を0・5〜25%の範囲が好ましいとされています。卵白の乾燥重量は卵白の8分の1ですので、卵白そのものを用いる場合は、それぞれの値を8で割った値を加えるといいでしょう。

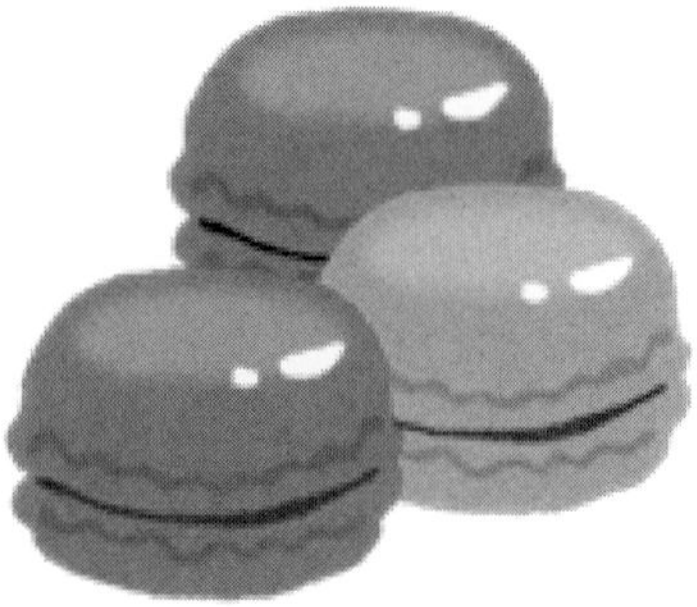

（8）脂肪無添加のムース状食品

多くのケーキ屋さんでは、スポンジケーキとホイップクリームを組み合わせたショートケーキや、チーズケーキ、タルトケーキなどとともにムースケーキが並べられています。ムース（mousse）の語源は泡を意味するフランス語からきています。ムースは、ホイップした生クリームと卵白を混ぜ合わせて作られる食品で、フワッとした独特の食感をしています。しかしながら、生クリームは、過剰摂取すると体脂肪の増加につながるため、食べ過ぎは要注意です。

一方、αオリゴ糖を用いると、生クリームに頼らなくともムース状の食品を作ることができます（**表8**）。ベースについては野菜や果物のペーストや果肉、ハチミツ、ヨーグルトなどを用いることができます（**図18**）。できたムースは油脂や乳化剤が含まれておらず、健康により好ましいと考えられます。

表 8　脂肪無添加のαオリゴ糖ムースのレシピと作り方

組成	重量　(%)
果汁 or 果肉（ベース）	72.0
αオリゴ糖	3.0
砂糖	23.9
加工でんぷん	0.5
ローカストビーンガム	0.3
キサンタンガム	0.3

作り方	
1	ボールに処方の食材を全て加え、ハンドミキサーを用いて低速で 4 分間撹拌する。
2	高速で 8 分間ホイッピングする（状態をみながら加減する）。
3	2 時間冷却する。

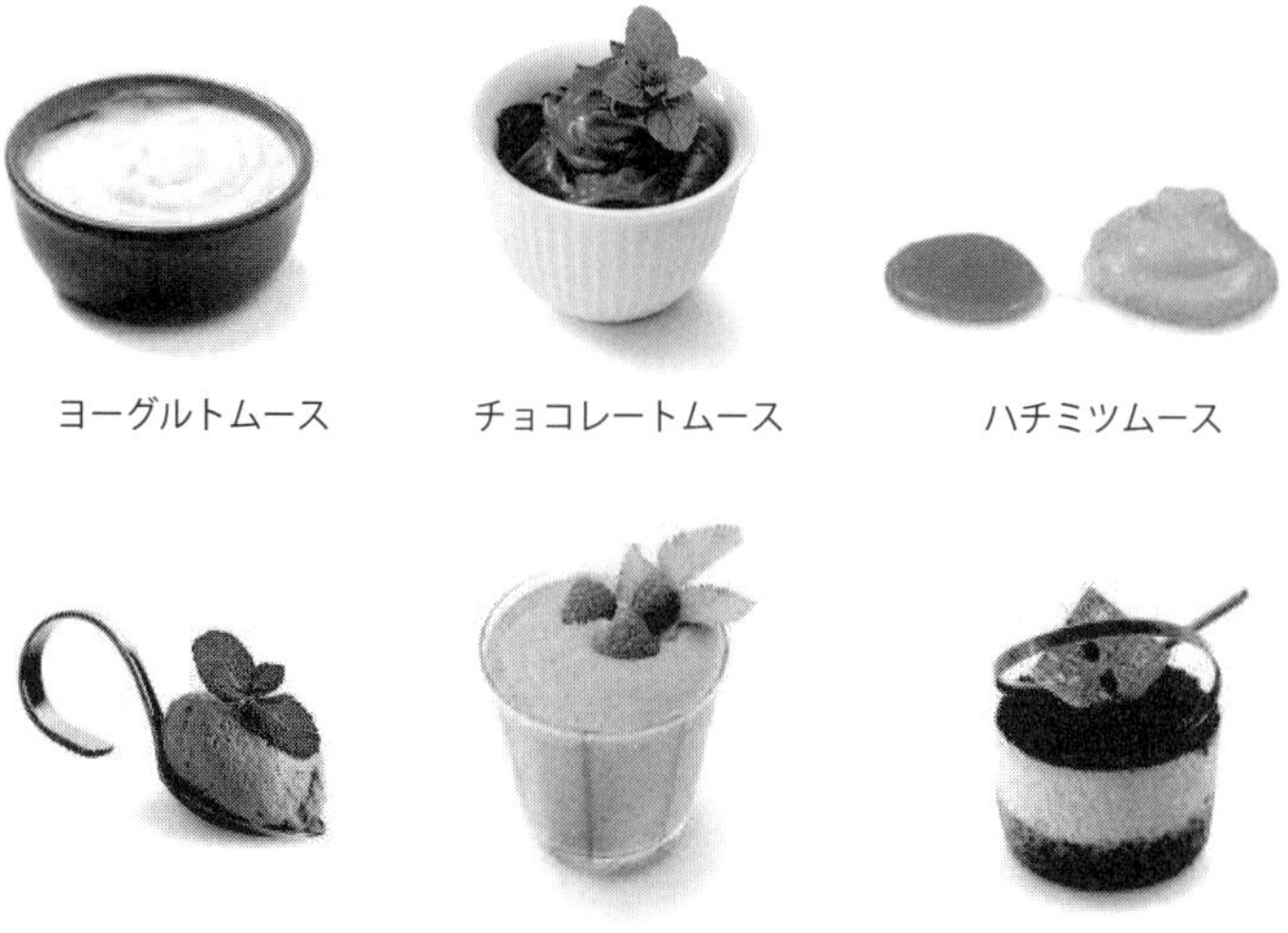

ヨーグルトムース　チョコレートムース　ハチミツムース

フルーツムース

果物ジュースが原料　果物果肉が原料

乳製品を用いたムース

図18　αオリゴ糖を用いたムース食品例

さいごに

乳化剤は、食品を加工するために非常に便利な素材であり、現在、数多くの加工食品に利用されています。

一方、合成乳化剤は腸のバリア機能（腸内細菌叢、ムチン層、腸管上皮細胞および腸管膜）を破壊し、リーキーガットを引き起こしたり、様々な病気を悪化させる可能性があるため、腸内環境のためにはあまり好ましくありません。

αオリゴ糖は、腸内細菌叢を改善し、ムチンやＩｇＡ分泌を促し、腸管上皮細胞を傷つける乳化剤の毒性を抑えて腸管バリアを守る働きを持ちます。αオリゴ糖は、合成乳化剤を含めた様々な腸のトラブルを解決してくれるプレバイオティクス素材です。

また、αオリゴ糖は乳化剤ではありませんが、タンパク質や脂質と組み合わせることで乳化剤の代わりとしても利用できますので、乳化剤の利用を減らしうる素材でもあります。

本書を通して、少しでも腸のトラブルに目を向けていただき、見つめ直す機会になれば幸いです。そして、腸管バリア機能を守るためにスーパーオリゴ糖であるαオリゴ糖の利用をおすすめします。

参考文献

寺尾啓二著『最新科学で証明された 超効率的に筋肉をつける最高の食事術』（宝島社）

寺尾啓二著・池上紅実編『世界でいちばん小さなカプセル - 環状オリゴ糖が生んだ暮らしの中のナノテクノロジー』（日本出版制作センター）

寺尾啓二、中野正人著『メタボリックシンドロームからアトピーまで腸で克つ』（長崎出版）

寺尾啓二、古根隆広著『環状オリゴ糖シリーズ1 スーパー難消化性デキストリン"αオリゴ糖"』（健康ライブ出版社）

寺尾啓二・古根隆広著『αオリゴ糖の応用技術集』（健康ライブ出版社）

M. Camilleri, Leaky gut: mechanisms, measurement and clinical implications in humans. Gut. 68:1516–1526 (2019)

K.F. Csáki, Synthetic surfactant food additives can cause intestinal barrier dysfunction. Medical Hypotheses. 76:676–681(2011)

参考ホームページ

株式会社シクロケムバイオ

株式会社シクロケム

監修者　寺尾啓二（てらおけいじ）プロフィール

工学博士　専門分野：有機合成化学

シクロケムグループ（株式会社シクロケム、コサナ、シクロケムバイオ）代表。東京農工大学客員教授、日本シクロデキストリン学会理事、日本シクロデキストリン工業会副会長などを兼任。'12年から神戸大学医学部客員教授、神戸女子大学健康福祉学部客員教授、モンゴル国立大学　客員教授、ラジオNIKKEI健康ネットワーク　パーソナリティ。

さまざまな機能性食品の食品加工研究を行っており、多くの研究機関と共同研究を実施。吸収性や熱などに対する安定性など様々な生理活性物質の問題点をシクロデキストリンによる包接技術で解決している。

著書
『シクロデキストリンの科学と技術』共著（CMC出版）
『本当は健康寿命が短い日本人の体質』（宝島社）、
『ヒトケミカル―カラダの機能を調節して健康寿命を延ばす―』（健康ライブ出版社）
その他多数

著者　古根隆広（ふるね たかひろ）プロフィール

医学博士　専門分野：食品化学、分析化学
株式会社シクロケムバイオ　テクニカルサポート　主席研究員

株式会社シクロケムホームページ
http://www.cyclochem.com/
株式会社シクロケムバイオホームページ
http://www.cyclochem.com/cyclochembio/

株式会社シクロケムのグループ企業である株式会社シクロケムバイオ入社。同社にてαオリゴ糖の機能性に関する研究に従事しつつ、2015年に神戸大学大学院医学研究科博士課程修了。神戸大学医学博士号取得。専門は食品化学と分析化学。これまでの主な研究成果として、神戸大学との共同研究により、αオリゴ糖のコレステロール吸収阻害機構や、脂肪酸に対する選択的な吸収阻害機構の解明などが挙げられる。現在はαオリゴ糖の腸内細菌改善作用などについて研究中。

著書
『シクロデキストリンの科学と技術』共著CMC出版
『食品機能性成分の安定化技術』共著CMC出版

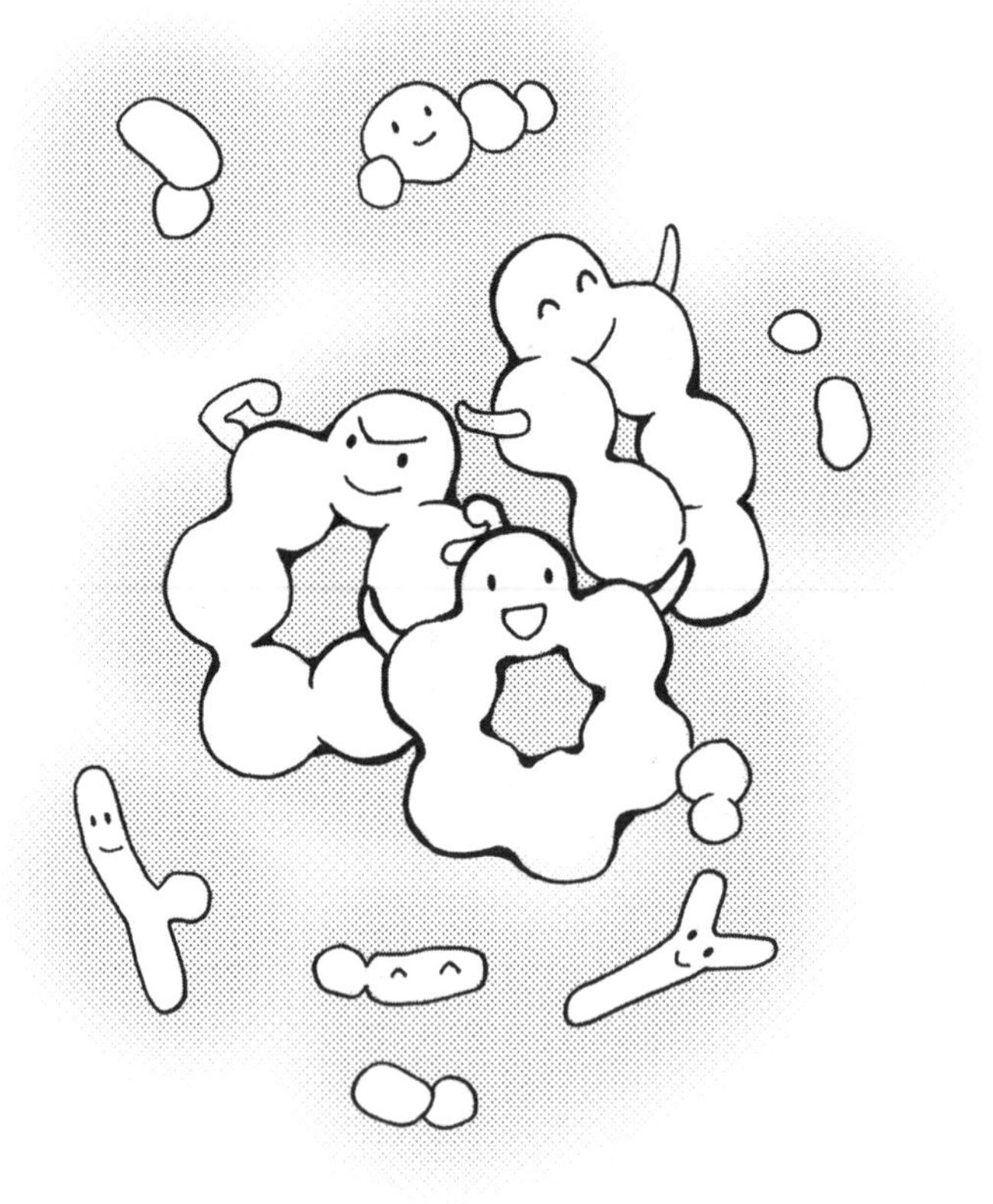

現代病の原因「腸モレ」を修復する
スーパーオリゴ糖のチカラ

２０２１年６月25日　発行

監修　寺尾啓二
著者　古根隆広
発行　健康ライブ出版社
〒103－００２３
東京都中央区日本橋本町４－３－６
ＰＭＯ新日本橋３Ｆ
電話　０３・６２６２・１５１２
ＦＡＸ　０３・６２６２・１５１４
E-mail : kenkolivepublisher@gmail.com

ISBN978-4-908397-16-5 C0047

健康・化学まめ知識シリーズ	7	ヒトケミカル -カラダの機能を調節して健康寿命を延ばす-	著者：寺尾啓二 体裁：A5並製　本文40ページ 発売定価：本体400円＋税 発行日：2018年1月30日 出版社：健康ライブ出版社	三大ヒトケミカル（CoQ10、R-αリポ酸、L-カルニチン）は、何れもミトコンドリア内でエネルギー産生にかかわるとともに、抗酸化物質としても働きます。ミトコンドリアと三大ヒトケミカルについて、健康機能性栄養素としてのヒトケミカルの重要性、ヒトケミカルを組み合わせたときの相乗効果をも明らかにします。
	8	"機能性栄養素　ヒトケミカルQ＆A ―美容、スポーツパフォーマンス、生活習慣病、真の介護予防のために"	著者：寺尾啓二 体裁：A5並製　本文44ページ 発売定価：本体400円＋税 発行日：2018年9月15日 出版社：健康ライブ出版社	家族とともに幸せな人生を送るためには真の介護予防が必要であり、その鍵を握っているのが人の生体内でつくられる機能性栄養素の「ヒトケミカル」です。この本では、ヒトの代謝に不可欠な成分である「ヒトケミカル」をまず理解していただくためにわかりやすいQ&Aにまとめました。
	9	ミトコンドリアとヒトケミカル	著者：寺尾啓二 体裁：A5並製　本文44ページ 発売定価：本体400円＋税 発行日：2019年2月15日 出版社：健康ライブ出版社	ミトコンドリアの中でヒトケミカルはエネルギー産生に関与するだけではなく、抗酸化作用で活性酸素を消去し細胞活性を維持します。本書はミトコンドリアをできるだけ分かりやすく解説し、ヒトの健康維持に対するヒトケミカルの重要性を解き明かします。
	10	機能性食品による真の悪玉コレステロールである小型LDLコレステロールの低減	著者：寺尾啓二 体裁：A5並製　本文60ページ 発売定価：本体400円＋税 発行日：年月日 出版社：健康ライブ出版社	LDLコレステロールは悪玉ではなく、真の悪玉は小型LDLコレステロール。その小型LDLコレステロールを減らす唯一のスーパー食物繊維が『希少な糖』のα-シクロデキストリンである……。

健康・化学まめ知識シリーズ	1	ヒトケミカルでケイジング(健康的なエイジング)～老いないカラダを作る～	著者：寺尾啓二 体裁：A5並製　本文52ページ 発売定価：本体400円＋税 発行日：2017年3月3日 出版社：健康ライブ出版社	ヒトケミカルとはヒトの生体内で作られている生体を維持するための機能性成分。CoQ10、R-αリポ酸、L-カルニチンは三大ヒトケミカルを積極的に補い、ケイジン グ（健康的なエイジング）を目指しましょう。
	2	スキンケアのための科学	著者：寺尾啓二 体裁：A5並製　本文52ページ 発売定価：本体500円＋税 発行日：2017年1月20日 出版社：健康ライブ出版社	市場にでている多くのスキンケア商品の中から、その機能性成分の効果を十分に発揮できるような商品を選ぶ知識をもつことが必要です。本書はそのための実践的な第一歩となります。
	3	筋肉増強による基礎代謝の改善	著者：寺尾啓二 体裁：A5並製　本文48ページ 発売定価：本体400円＋税 発行日：2017年3月20日 出版社：健康ライブ出版社	運動と筋肉増強に有効な機能性成分を摂取することで基礎代謝の改善、筋肉増強、筋力の低下を防ぐ機能性成分に注目し、スポーツ栄養学を探ります。
	4	脳機能改善のための栄養素について	著者：寺尾啓二 体裁：A5並製　本文48ページ 発売定価：本体400円＋税 発行日：2017年9月20日 出版社：健康ライブ出版社	認知症を中心に有効なn3多価不飽和脂肪酸をはじめクリルオイル、δトコトリエノール、R-αリポ酸、L-カルニチン、CoQ10などさまざまな機能性成分をとりあげて新しい栄養学を模索していく。
	5	文系のための有機化学講座	著者：寺尾啓二 体裁：A5並製　本文44ページ 発売定価：本体400円＋税 発行日：2017年10月10日 出版社：健康ライブ出版社	グルコースからはじまり地球環境問題まで、文系でも知って得する"まめ"知識、興味の沸く内容をわかりやすく解説。
	6	脂肪酸の種類と健康への影響	著者：寺尾啓二 体裁：A5並製　本文48ページ 発売定価：本体400円＋税 発行日：2017年11月30日 出版社：健康ライブ出版社	飽和脂肪酸と不飽和脂肪酸の包括的な健康への影響、オレイン酸、ω3系、ω6系、共役リノール酸などそれぞれの脂肪酸の代表的な物質、そして話題となっている個々オイルについての健康まめ知識。

シリーズ		書籍名	書籍詳細	掲載内容
環状オリゴ糖シリーズ	1	スーパー難消化性デキストリン"αオリゴ糖"	著者：寺尾啓二、古根隆広 体裁：A5並製　本文40ページ 発売定価：本体400円＋税 発行日：2017年8月20日 出版社：健康ライブ出版社	スーパー難消化性デキストリンであるαオリゴ糖の基本情報、優れた機能を一冊にまとめてご紹介。
	2	αオリゴパウダー入門	著者：寺尾啓二 体裁：A5並製　本文36ページ 発売定価：本体400円＋税 発行日：2016年10月20日 出版社：健康ライブ出版社	スーパー難消化性デキストリンであるαオリゴ 糖は食物繊維としての能力を持つだけではありません。機能性食品素材の様々な問題点を 同時に解決する、αオリゴ糖を利用した機能性食品素材粉末をご紹介。
	3	マヌカαオリゴパウダーのちから	著者：寺尾啓二 体裁：A5並製　本文36ページ 発売定価：本体400円＋税 発行日：2016年10月20日 出版社：健康ライブ出版社	マヌカαオリゴパウダーの相乗的な抗菌活性、スキンケア効果、抗肥満作用、骨の健康増進作用、腸内環境改善効果など、健康・美容効果に関する研究成果について紹介します。
	4	αオリゴ糖の応用技術集	監修：寺尾啓二 著者：古根隆広 体裁：A5並製　本文64ページ 発売定価：本体600円＋税 発行日：2019年9月30日 出版社：健康ライブ出版社	αオリゴ糖によるフレーバーやタンパクの安定化技術やポリフェノールの水溶化技術に関する検討例をはじめ、マヌカハニーとの組み合わせによる相乗的な抗菌効果、乳化技術や味覚改善。αオリゴ糖摂取時の機能性など、バラエティーに富んだ応用について紹介します。
	5	γオリゴ糖の応用技術集	監修：寺尾啓二 著者：上梶友記子 体裁：A5並製　本文56ページ 発売定価：本体600円＋税 発行日：2019年9月30日 出版社：健康ライブ出版社	γオリゴ糖による機能性成分の生体利用能の改善効果に関する検討例をはじめ、機能性成分の安定化に伴う味覚や臭気の改善作用など、バラエティーに富んだ応用について紹介します。